LES EAUX THERMALES

DE

L'ÎLE DE SAN-MIGUEL

(AÇORES)

PORTUGAL

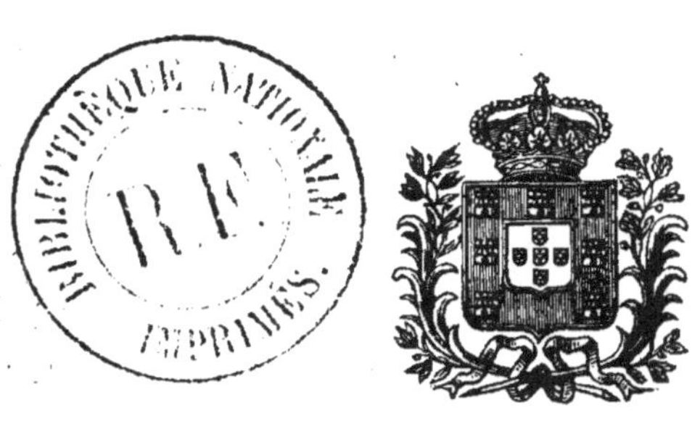

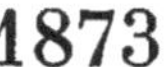

1873

Lallemant Frères, Imprimeurs, Lisbonne

FOURNISSEURS DE LA MAISON DE BRAGANCE

6, Rue do Thesouro Velho, 6

Errata.

<pre>
PAGE   7, LIGNE   4 au lieu de *dous*— lisez *dont*.
»   7,   »   7 au lieu de *sons* — lisez *sous*.
»   14,   »   14 au lieu de *on non* — lisez *ou non*.
»   15,   »   18 au lieu de *dout* -- lisez *dont*.
»   16,   » 27 et 28 au lieu de *Sangninha*—lisez *Sauguinhal*
»   18,   » derniére au lieu de *écrize*— lisez *écrire*.
»   23,   »   29 au lieu de *Ie* — lisez *Je*.
»   25,   »   14 au lieu de *su* — lisez *sud*.
»   25,   »   27 au lieu de *épines* — lisez *arétes*.
»   26,   »   27 au lieu de *quartant*—lisez *quartaut.*
»   36,   »   18 au lieu de *poignant*— lisez *joignant*.
»   45,   »   33 au lieu de *nuis* — lisez *unis*.
»   60,   » 30 et 31 au lieu de *recucille* — lisez *recueille*.
»   81,   »   10 au lieu de *le* — lisez *la*.
»   81,   »   28 au lieu de *chimique* — lisez *clinique*.
»   86,   »   10 au lieu de 0,016 -- lisez 0,140.
»   87,   »   7 au lieu de *asthritiques*- lisez *arthritiques*
»   88,   »   9 au lieu de *chimique* — lisez *clinique*.
»   88,   »   34 au lieu de *chimique* — lisez *clinique*.
»   90,   »   14 au lieu de *lorsque de tant* -- lisez *lors-
                          que tant*.
»   97,   »   22 au lieu de *ecjema* — lisez *eczema*.
»   97,   »   32 au lieu de *anhilose* -- lisez *ankilose*.
»   98,   »   13 au lieu de *termination*-lisez *terminaison*
»   98,   »   17 au lieu de *pare* — lisez *pas*.
»   101,   »   2 au lieu de *per cluse* — lisez *percluse*.
»   104,   »   14 au lieu de *termination*-lisez *terminaison*
»   112,   »   10 au lieu de *nausologiques* — lisez *noso-
                          logiques*.
»   112,   »   25 au lieu de *superficie*—lisez *surface*.
»   116,   »   18 au lieu de *eutre* — lisez *entre*.
»   116,   »   15 au lieu de *décourirent* -- lisez *décou-
                          vrirent*.
»   117,   »   28 au lieu de *dulcorée*-- lisez *édulcorée*.
»   124,   »   25 au lieu de *dartres* — lisez *herpes*.
»   126,   »   18 au lieu de *en d'observer* — lisez *d'en ob-
                          server*.
»   134,   »   27 au lieu de *superficie* — lisez *surface*.
»   134,   »   28 au lieu de *papouleuses* - lisez *papuleuses*
»   134,   »   34 au lieu de *papoules*--lisez *papules*.
»   136,   » 25 et 26 au lieu de *superficie*—lisez *surface*.
»   146,   »   20 au lieu de *sons* — lisez *sous*.
»   150,   »   7 au lieu de *illucider*— lisez *élucider*.
</pre>

RAPPORT

relatif à l'analyse des eaux thermales de l'Ile de San-Miguel

PAR

MONSIEUR F. FOUQUÉ

RAPPORTS

des observations faites sur les eaux minérales de la vallée
de Furnas (même île de San-Miguel)

PAR

LE DOCTEUR PHILOMENO DA CAMARA MELLO CABRAL

durant les années 1870, 1871, 1872

La «Junta Geral» du District de Ponta Delgada
a toujours été composée de citoyens animés des
plus grands désirs de contribuer aux progrès de la
province administrative dont ils sont les délégués
dans la capitale du District.

Depuis longtemps on parlait du grand avantage
de faire analyser les eaux médicinales, qui jaillissent abondamment, en divers endroits de cette
île de San Miguel.

A plusieurs reprises, on a essayé de quelques
travaux pour réaliser une analyse si intéressante,
non-seulement à l'égard de l'accroissement d'importance qu'elle pouvait apporter à cette île, mais
surtout à l'égard des bienfaits qu'elle pouvait produire au bénéfice de l'humanité infirme.

Enfin, on s'est mis d'accord avec Mr. F. Fouqué, chimiste distingué de Paris, qui, par un contrat

1

signé le premier Mai de l'année dernière a pris l'engagement d'analyser les eaux médicinales présentement connues à San Miguel, ainsi que toutes celles qu'on découvrirait pendant son séjour ici, et d'en faire un rapport minutieux et circonstancié qui me serait remis dans un délai fixé.

Mr. Fouqué est arrivé à San Miguel par le bateau de Lisbonne, débarquant à Ponta Delgada le 19 du mois de Mai dernier,— et il commençait quelques jours après ses travaux dans la Vallée de Furnas.

Ayant eu le plaisir de signer le contrat avec Mr. Fouqué, j'ai encore eu le bonheur de nouer avec lui des relations d'amitié qui me sont d'autant plus agréables qu'à une grande illustration, il joint le commerce le plus aimable.

Dans ses excursions à Furnas, et dans ses travaux d'analyse, je me suis trouvé plusieurs fois à ses côtés, et jai eu l'occasion de remarquer la grande patience et la persévérance avec lesquelles il répétait plusieurs fois la même expérience, pour être sûr que son travail était le plus exact possible.

Quand Mr. Fouqué eut fini ses travaux dans cette île, il alla faire une excursion dans quelques-unes des autres îles, et partit ensuite pour la France, afin de terminer ses études dans son cabinet.

Au mois de Janvier dernier, je reçus son Rapport, et, comme par les dispositions des lois, je suis obligé de faire éxécuter les délibérations prises par la «Junta Geral», je le fais présentement avec d'autant plus de plaisir et d'intérêt, qu'il s'agit de faire circuler dans le monde, non-seulement le rapport dons je viens de parler, mais encore ceux du Dr. Philomeno da Camara Mello Cabral, médecin très distingué de l'Université de Coimbre, qui a, depuis trois ans, sons sa direction, l'hopital et la clinique dans la Vallée de Furnas. Ces rapports ayant été écrits en Portugais ont été traduits en Français par moi, aussi bien qu'il m'a été possible de le faire.

Les Açores sont malheureusement peu connues dans le monde. A part ceux qui ont des relations commerciales avec elles, il y en a bien peu qui se rappellent les avoir vues dans leur géographie.

Les Açores se trouvent entres 39° 45' et 36° 50' de latitude nord, et 27° et 33° 40' de longitude occidentale.

Voici ce qu'à l'égard de ces îles, dit Mr. Fouqué dans ses «Voyages Géologiques» aux mêmes îles.

«L'archipel des Açores constitue aujourd'hui l'une «des plus florissantes provinces du royaume de Por-«tugal. Une foule de causes y concourent à l'ac-«croissement incessant de la richesse générale. Un «climat doux, un sol fertile, une position géogra-«graphique éminemment favorable au développement «des relations commerciales, une population intel-

«ligente et active, une administration libérale et
«bienveillante, y sont des éléments certains de
«prospérité, les uns dépendant de l'action de l'hom-
«me, les autres inhérents au pays même. A ces
«avantages, les Açores joignent de merveilleuses
«beautés naturelles.»

Je ne trouve pas nécessaire d'ajouter rien de
plus, en faveur de ces îles, dit le savant naturaliste.

Maintenant je me borne à ajouter quelques lignes par rapport seulement à l'île San Miguel, la
plus riche et la plus importante des Açores.

Cette île avec une superficie de près de 1:300
kilomètres carrés est habitée par une population
de 120:000 habitants, doués d'un caractère doux,
aimant naturellement le travail, et respectant les
lois et les autorités.

L'île produit abondamment tout ce qui est nécessaire a ses habitants, et exporte des quantités considérables de grains, tels que du blé, du
maïs, des légumes, des fèves de marais et des hari-
cots, des fruits, oranges, ananas, tangerines, ba-
nanes, et en outre du bétail, des cuirs et de la poz-
zolane. La valeur de tous ces produits de l'ex-
portation monte à une somme de 4 a 5 millions de
francs.

Les fruits sont envoyés en Angleterre, et un peu
en Amérique.—Les autres produits sont expédiés
sur les marchés Portugais.

La ville capitale du District, Ponta Delgada, contient plus de 15:000 habitants, et est située sur la côte sud de l'île. Vue de la mer, elle présente un panorama ravissant. Elle est tout encadrée, hormis la partie qui est sur la mer, par la verdure splendide de ses jardins superbes et de ses plantations d'orangers.

Dans cette île, on rencontre tout ce qui est nécessaire à la vie. On y trouve des hôtels, un Théâtre assez spacieux, un club qui reçoit des journaux Portugais, Anglais et Français, où on trouve les jeux de Societé, et où, pendant l'hiver, on a des bals et des soirées. Il y a encore bien d'autres Sociétés où on se trouve très agréablement.

En face de la ville, on fait, depuis 1862, des travaux considérables, afin de construire un port artificiel qui, étant définitivement achevé, pourra contenir à peu près 120 navires de toute grandeur.

L'ouvrage principal consiste en un môle partant de la terre, formé de grands blocs de roche naturelle, et revêtu de blocs artificiels de fortes dimensions, qui sera couronné par un mur d'abri sur une étendue d'à peu près 860 mètres, et abritant entièrement des vents du SE. à l'O. par le S. un espace de près de 19 hectares.

Un artiste de grand mérite, Mr. Vasccncellos, a été chargé de construire un modèle du port dont nous parlons, tel qu'il se trouve en ce moment, pour être envoyé à l'Exposition Universelle de Vienne en Autriche. Ce modèle d'une exactitude rigoureuse est accompagné d'un rapport minutieux écrit exprès par Mr. Kopke, ingénieur très distingué qui dirige depuis un an les travaux du port.— Quelques photographies, et des plans, ainsi qu'une vue peinte à l'huile complètent la collection destinée par la Junta Administrative du port, à fixer l'attention des visiteurs de la grande fête Universelle qui va bientôt se réaliser.

La Vallée de Furnas, centre principal où jaillissent les eaux médicinales qui forment le but le plus important de l'analyse de mr. Fouqué, est située à une distance de 43 kilometres de la Ville de Ponta Delgada.

La nature y a distribué sur une grande et large échelle ses dons les plus précieux. — La végétation luxuriante dans toutes les îles, est, à Furnas, splendide et surprenante. Un établissement balnéo-thermal est en voie de construction, lequel, quand il sera fini, sera de premier ordre, par sa grandeur, et, avec les modifications qui y ont été dernièrement indiquées, sera très recherché des malades.

Ou y trouve déjà douze chambres de bains en service, et le nombre des baigneurs, durant ces deux années dernières, a été considérable.

Outre ce grand établissement, il y en a d'autres, en différents endroits de la vallée, tant municipaux que particuliers, et qui tous sont ouverts au public.

On trouve à Furnas un Hôtel bien servi, et beaucoup de maisons qu'on loue avec les meubles les plus nécessaires. A deux kilomètres de la Vallée, sur les bords du pittoresque lac nommé — Lagoa das Furnas — on trouve aussi un Hôtel anglais confortable et bien servi.

Au centre de la Vallée, il y a un joli Parc qui sert de promenade publique, ce qui est dû à la condescendance des propriétaires.

Un des principaux propriétaires du Parc, Mr. le Docteur Ernesto do Canto, y a fait bâtir un très joli chalet d'assez grandes dimensions.

La route nord de Ponta Delgada à Furnas est très bonne. — On y va en voiture, en $5^{1}/_{2}$ heures de trajet, après avoir traversé, à peu près à mi-chemin, la Ville de Ribeira Grande, très riche et laborieuse.

Cet opuscule contenant le rapport de mr. Fouqué, ainsi que ceux du dr. Mello Cabral, est accompagné d'une collection des diverses eaux médicinales qu'on connaît à San Miguel, lesquelles sont destinées nons-eulement à être exposées, mais aussi à être mises à la disposition de tout savant, ou de toute société qui désire les essayer.

Ces eaux ont été recueillies, avec tous les soins possibles, par Mr. le dr. Eugenio do Canto intelligent professeur de chimie au Lycée de ce District.

La municipalité de Povoação, qui est propriétaire des sources thermales et autres de Furnas, n'hésitera pas à affermer ses eaux à de favorables conditions.

Avant de terminer cet avant-propos, je ne puis m'empêcher de manifester le grand espoir que je nourris, que, par les moyens adoptés dans ce District, où j'ai l'honneur d'exercer l'autorité supérieure, en faisant connaitre plusieurs choses d'un grand intérêt pour le bien de l'humanité, non-seulement infirme, mais encore de celle qui se trouve en lutte avec la fureur des flots et des vents, on réussira à élargir nos relations avec beaucoup de pays dans lesquels, jusqu'à présent, nous sommes peu connus.

Ponta Delgada 6 février 1873.

Le Governeur Civil

Comte da Praia da Victoria.

ETUDE

DES

EAUX MINÉRALES

DE

L'ILE DE SAN MIGUEL

et particulièrement des eaux geysériennes de Furnas et de Ribeira Grande

Les eaux thermales de San Miguel peuvent être distinguées, au point de vue de leur distribution topographique, en quatre groupes principaux. Le premier, de beaucoup le plus important, est formé par les sources de la Vallée de Furnas, le second par celles des environs de Ribeira Grande, le troisième comprend seulement la source de Ladeira da Velha, enfin le quatrième est constitué par les eaux de Mosteiros et de Ponta Ferraria. Sous le rapport de la composition chimique, ces eaux présentent les unes avec les autres, des différences notables, en même temps que de remarquables analogies. Si l'on comparait quelques-unes d'entre elles, sans se préoccuper des autres, on serait tenté de les rapporter à des types très éloignés. Qui aurait, par exemple, au premier abord, l'idée de rapprocher l'eau de la Caldeira Velha de Ribeira Grande, laquelle contient environ 5 décigrammes d'acide sulfurique libre par litre, et celle de la Caldeira Grande de Furnas, qui possède plus d'un gramme de carbonate de soude dans la même quantité de liquide ? L'acidité prononcée de la première, l'alcalinité plus marquée encore de la seconde semblent constituer des caractères distinctifs tranchés. Cependant, l'étude des autres sources des divers groupes montre qu'il existe entre celles-ci, des passages successifs. Une même cause agissant dans des milieux différents et à des températures diverses paraît avoir été l'agent minéralisateur commun à toutes ces sources. Les différences résultent surtout de la diversité dans les proportions des matières dissoutes, car l'analyse chimique révèle dans toutes les eaux de San Miguel, thermales on non, l'existence des mêmes composés élémentaires, identiques aux produits que l'on reccueille, lorsque l'on condense les fumées d'un volcan en activité, ou à ceux qui résultent de l'altération des roches par l'effet de ces émanations.

La plupart des laves qui composent le sol de l'île ont perdu leur fluidité et leur incandescense depuis des siècles ; mais la force qui les a rejetées des entrailles de la terre est loin d'être anéantie ; elle ne fait que sommeiller et manifeste encore incessamment son action par l'abondance des dégagements gazeux, qui s'opèrent en plusieurs points du territoire de San Miguel et par la haute température des eaux qui jaillissent des mêmes orifices. Les sels qui sont tenus en dissolution dans les eaux thermales de l'île peuvent donc être formés, comme les gaz, directement par une action volcanique actuelle ; mais on peut supposer aussi qu'ils sont le produit du lavage des roches par les eaux souterraines, car en lessivant les laves des Açores avec de l'eau distillée bouillante, on dissout des matériaux exactement identiques à ceux des eaux minérales du pays. Ainsi, la minéralisation des eaux peut être regardée,

dans le cas qui nous occupe, comme due, médiatement, ou immédiatement à la cause qui a formé
le sol de l'archipel Açorien.

Si l'on admet une telle hypothèse, les similitu-
des chimiques, que présentent les eaux de San Miguel, n'ont plus rien que de très normal, et, quant
aux diversités, elles s'expliquent naturellement par
la variabilité des émanations des volcans actifs, et
conséquemment, par la différence des composés vo-
latils qui restent enfermés dans les laves après la
solidification de celles-ci.

Le caractère le plus saillant commun à toutes
les eaux minérales de San Miguel est l'abondance
de la silice qu'elles tiennent en dissolution. Celles
qui sont douées de la température la plus élevée
possèdent une telle quantité de silice qu'elles ont
abandonné, tout autour de leurs bouches de sortie,
un épais travertin siliceux, dout le dépôt continue
encore aujourd'hui.

Un autre caractère commun est la fréquence des
sels de soude et la rareté des sels de chaux et
de magnésie.

Un troisième est la présence de l'acide carbonique libre, donnant lieu le plus souvent à un volumineux bouillonnement.

En se fondant sur la connaissance de la composition des eaux minérales de San Miguel, on peut
encore au point de vue chimique, les diviser en
quatre catégories. Cette division, à la vérité, n'a
rien d'absolu; mais elle peut être commode dans
la pratique et correspond du reste dans ses types
les plus tranchés à des différences bien accen-
tuées.

La première catégorie est celle des eaux gazeuses
alcalines. Riches en bicarbonate de soude, en chlorure de sodium, et possédant en outre des proportions variables de sulfate de soude, ces eaux sont

en même temps légèrement sulfurées. Elles ne renferment pas du tout, ou seulement des traces de bicarbonate de chaux et de bicarbonate de fer. Ce sont les plus silicentes de toutes les eaux minérales de San Miguel. Elles sont très chaudes et genéralement traversées par des dégagements d'acide carbonique et d'hydrogène sulfuré.

Parmi les eaux dont l'analyse est donnée plus loin, trois appartiennent à ce type. Ce sont celles de la Caldeira Grande, de la Caldeira d'Asmodée et l'Agua Santa de Furnas.

La seconde catégorie est celle des eaux rendues acidulées par l'acide carbonique qu'elles contiennent en excès et déposant un sédiment ferrugineux. Elles renferment des proportions notables de bicarbonate de soude, de chlorure de sodium, de silice et des quantités beaucoup plus petites de bicarbonate de chaux et de bicarbonate de fer.

La température de ces sources est inférieure à 55 degrés ; quelques-unes possèdent une température qui ne dépasse pas 16 degrés. Elles sont le siège de dégagements d'acide carbonique continus et abondants, qui présentent seulement des traces d'hydrogène sulfuré ou n'en renferment pas du tout.

A cette catégorie appartiennent les eaux de Quenturas, l'Agua Azeda, l'Agua Fria et l'eau de Sanguinha, qui proviennent toutes du vallon de Furnas et dout l'analyse suit ci-après. L'eau de Ladeira da Velha doit encore être rattachée à ce groupe, bien qu'elle paraisse contenir un peu d'acide chlorhydrique libre.

L'eau de la source de Padre José est intermédiaire entre les eaux de la première et de la deuxième catégorie, aussi bien par sa composition chimique que par la situation du lieu où elle paraît au jour.

La troisième catégorie est celle des eaux rendues acides par l'acide sulfurique libre ou par l'acide chlorhydrique. Ces eaux possèdent une haute température. Lorsqu'elles sourdent à la surface du sol, elles sont, très probablement, alcalines comme celles de la première catégorie, mais au contact de l'air, l'hydrogène sulfuré qu'elles renferment s'oxide et donne naissance à de l'acide sulfurique, qui décompose d'abord les bicarbonates en dissolution, puis le chlorure de sodium, en mettant de l'acide chlorhydrique en liberté, de manière à ce que carbonates et chlorures peuvent finir par complètement disparaître. La transformation de l'hydrogène sulfuré en acide sulfurique et la décomposition des sels qui s'ensuit s'effectuent principalement, quand il y a contact prolongé de l'air avec un volume limité d'eau minérale, en même temps qu'un afflux d'hydrogène sulfuré sans cesse renouvelé. Une source dont le débit aqueux est faible, l'afflux de gaz sulfuré abondant, la température élevée, le contact avec l'air facile, devient promptement acide d'alcaline qu'elle était d'abord. La nature des sulfates qui se forment dépend de la composition primitive des sels de l'eau minérale, ainsi que de la nature des roches et des matériaux qui entrent dans la construction du bassin.

Les eaux de la première catégorie échappent en grande partie à cette transformation, à cause de l'abondance de leur débit liquide ; cependant, elles ne peuvent s'y soustraire entièrement ; et c'est, sans doute, au degré de sulfatisation opérée, qu'il faut attribuer la grande différence, que l'on constate dans les proportions des sulfates de deux sources alcalines voisines.

Si notre manière de voir est vraie, le degré d'acidité des eaux de la troisième catégorie doit varier avec une foule de circonstances accessoires et surtont avec la proportion des eaux de pluie ou autres, qui se mélangent accidentellement à l'eau minérale. On comprend même que l'on puisse artificiellement transformer une source acide en source alcaline, et réciproquement.

Les eaux acides que nous avons analysées sont celles de Pedro Botelho, celle de la Caldeira du lac de Furnas, celle de la Caldeira Velha à Ribeira Grande.

La quatrième catégorie comprend les eaux alcalines et sulfurées peu gazeuses de Mosteiros et Ponta Ferraria, lesquelles sont toujours mélangées á l'eau de la mer et cela, en proportions très variables. Il faut rattacher encore à ce groupe l'eau de Graciosa et celle de Capello à Fayal, qui se présentent dans les mêmes conditions. Ces eaux sont chaudes ; naturellement leur température change beaucoup avec la proportion et la température de l'eau de mer mélangée : à Ponta Ferraria, elle s'élève jusqu'à 60 degrés.

Bien que les sources du vallon de Furnas aient été classées par nous au point de vue chimique dans des catégories différentes, néanmoins les rapports étroits qui les unissent à tous égards, nous interdisent de les séparer dans l'examen spécial que nous allons en faire. Le lieu, où elles se produisent, mérite d'ailleurs que nous rappelions d'abord sa configuration et les changements qu'il a subis depuis la découverte des Açores par les Portugais. Trois auteurs, Fructuoso, [1] pour les temps anciens, Gurlay et Senna Freitas pour la fin du siècle précédent et pour la première moitié du siècle actuel, nous serviront à donner une idée de l'aspect des sources à diverses époques.

---

[1] Le docteur Gaspar Fructuoso a écrit vers la moitié du 16.ème siècle. — La traduction ci-dessous a été très difficile à cause de la manière d'écrize du même docteur.

Voici en quels termes Fructuoso décrit l'aspect des Caldeiras de Furnas à la fin du quinzième siècle, c'est-à-dire, moins d'un siècle après la découverte des Açores.

«Pour parler des Furnas de l'île de Saint-Mi-«chel, on remarquera d'abord que la plupart des «parties basses de cette île et des autres, qui sont «les terres maritimes jetées le long de chaînes de «montagnes, qui courent comme des croupes éle-«vées au milieu de chacune d'elles, dans les temps «reculés, à plusieurs reprises, ont descendu empor-«tées ou balayées des pics de ces mêmes monta-«gnes : quelques fois en matière et limon de pierre «fondue (que l'on appelle, après s'être refroidie ou «caillée, biscuit, moellons, tuf ou pierre de taille «blanche, grise et noire et d'autres nuances) qui «vient des profondeurs, et sort par la force du «feu que font éclater les veines de souffre, ou de «nitre, on d'autres cendres naturelles, et qui cou-«lant sur la pierre est retombé ensuite en cendre, «en sable et en pierre ponce, et la terre elle-même «des montagnes qui ont éclaté, laquelle en retom-«bant sur les lieux élevés les exhausse et met les «bas fonds de niveau avec les collines, les ravins «avec les terres voisines, et d'autres fois en s'em-«parant de la mer, et en étendant ses côtés au «moyen des mêmes biscuits qui se prolongent com-«me des quais le long des eaux salées; et avec «des sables, qui s'étendant au-dessus des roches «forment de grands monceaux quelques fois sur le «biscuit lui-même et quelques fois sur les eaux «de la mer, en manière de lisières basses formées «par les mauvais temps et par les courants des «rivières en terre ferme, qui ici ne sont pas des «lisières, parce qu'elles ne sont pas marécageuses; «mais bien des terres plates au pied des rochers : «telle que celle de Mosteiros, celle qui s'est dur-

«cie à la plage, sur le chemin de Villa Franca, et
«sur une autre plage de Ribeira Grande, et d'au-
«tres semblables ; il paraît ainsi tout de suite à
«celui qui les considère avec attention, que ces
«terres sont une terre superposée, et pour ainsi dire
«un terreau, qui est tombée de la hauteur où elle
«a été élevée par le feu, ou apportée par les ri-
«vières de limon de pierre, ou de terre, au temps
«où a éclaté un pic, ou par la force des eaux
«quand il pleuvait ; mais terre propre et naturelle
«de cet endroit, elle est apportée du sommet de
«ces montagnes ou des roches, qui ont élargi cette
«île de même que les autres, en les agrandissant
«plus qu'elles n'étaient d'abord. Et il paraît que
«Dieu ou la nature, qu'il fit agir au commence-
«ment de la création ou formation de ces îles, a
«mis ce mur très élevé de montagnes pour soute-
«nir le choc de l'océan, dont on voit les signes
«au pied de quelque montagne, sur quelques par-
«ties de la plaine qui s'étend à sa base ; où l'on
«trouve beaucoup de pierraille et de sable, battu
«par les vagues de la mer, témoignage clair, qu'elle
«y arrivait dans les temps, et qu'ensuite un autre
«éboulement de terre et de pierre la refoula plus
«loin et élargit encore les îles, les faisant plus
«grandes qu'elles n'avaient été des le principe. Ceci
«se voit clairement dans les éboulements à Povoa-
«ção, et à Fayal, qui sont au pied des hautes mon-
«tagnes où arrivait la mer, dont s'est emparée la
«terre éboulée, et là on a construit des maisons,
«et planté des vergers, et à la ville de Ribeira
«Grande, dans l'endroit où fut un ermitage de
«Notre-Dame de la Conception, qui était sur terre
«éboulée dans des temps réculés, déjà inférieure à
«l'autre, sous cette dernière il en a coulé une au-
«tre mêlée de sable, qui a été encombrée par la
«mer sur un grand espace, dans cet endroit il

«est manifeste que l'île s'est accrue deux fois de
«sa largeur, qu'il en a été ainsi à diverses repri-
«ses en beaucoup d'endroits, tant en largeur qu'en
«épaisseur, au moyen de quoi, d'étroite elle est
«devenue plus large et, de basse plus élevée, chose
«dont témoignent très bien toutes ou presque tou-
«tes les montagnes de l'île, qui, si on les inter-
«roge sur cette vérité, répondront que ce sont leurs
«pics, leurs sommets, ou couronnes avec des ca-
«vernes au dedans de chacune avec ses ouvertu-
«res, qui témoignent et disent comme un signe
«évident que par là sont sorties de leurs entrailles
«et du centre de la terre de la pierre, du bis-
«cuit et de la pierre ponce, terre et cendre qui se
«sont étendues et ont coulé sur leurs flancs, jus-
«qu'à la mer et l'ont refoulée d'autres fois sortant
«par ces mêmes bouches comme la balle d'un trom-
«blon, chassée par la poudre; cette matière de pierre
«dure, pierre ponce, terre et cendre, chassée par
«le feu, est retombée sur les terres adjacentes, et
«quelques fois plus loin, portée par les vents qui
«soufflaient, encombrant les forêts de haute fu
«taie, comblant les ravins, et élevant jusqu'au som-
«met des arbres le niveau de la terre, où s'enfon-
«çaient auparavant leurs racines seules. Maintenant
«leur hauteur ainsi abattue et pelée est devenue
«un fond comme on le voit par les landes qui sont
«restées autour des Furnas, quand elles se sont for-
«mées, et où on ne trouve pas d'arbres, parce que
«ceux qui y existaient auparavant ont disparu,
«quoique depuis il en ait tant poussé dans d'au-
«tres parties, qui se sont couvertes de bois épais
«et d'arbres très élevés, de sorte qu'ils paraissent
«dater de la formation de l'île. Entre les monts
«qui ont éclaté, (comme cela paraît évident) la
«concavité des Furnas a été auparavant un grand
«pic très haut, couvert de gros arbres élevés et

«touffus ; lequel par la force des veines de souffre
«on de nitre, qui existaient sous ses pieds, finit par
«éclater longtemps avant la découverte de l'île, lancé
«en l'air comme une bombe, en entier, ou en mor-
«ceaux, se divisant ou se répandant sur les parties
«adjacentes, formant les creux qu'il a remplis de la
«matière et de la terre sorties de ses flancs, lais-
«sant une cavité profonde, qui peut être à l'inté-
«rieur de cent cinquante muids de terre, et la des-
«cente pour y arriver par le sud sera d'une lieue,
«d'où l'on voit en beaucoup d'endroits de profon-
«des vallées, des forêts fraîches et touffues, de
«grands cèdres, des hêtres, lauriers et autres es-
«pèces d'arbres, quelques uns d'entre eux, entourés
«de lierre vert, et habités par de nombreuses variétés
«d'oiseaux qui font retentir ces lieux solitaires de
«leurs gaies chansons jusqu'à faire oublier au voya-
«geur le bruit des villes et les soucis de la vie hu-
«maine. Il y a une autre descente du côté du nord
«mais rapide l'espace d'une demi lieue, appelée pied
«de porc, parcequ'on dit qu'au commencement de
«la découverte de l'île quelques uns descendant par
«lá y mangèrent un pied de porc qu'ils apportaient
«tout cuit. D'autres disent qu'il porte ce nom par-
«ce que, dès le commencement, des vachers firent des
«parcs à bestiaux sur cette roche, trouvèrent un
«pied de porc qu'y avaient laissé des voleurs qui y
«en avaient tué un : cette descente n'est pas moins
«couverte d'arbres que l'autre à l'orient : elle est
«plus difficile quoique moins agréable : il y a en outre
«d'autres chemins rudes, par où on descend à la plai-
«ne basse et rase, où sont les Furnas que l'on peut
«dépeindre comme Virgile dépeint les Champs-Ely-
«sés, parce que c'est une plaine égale, délicieuse,
«fraîche et agréable, pelée dans quelques unes de
«ses parties, et dans d'autres couverte de grands
«arbres ; mais maintenant ces parties pelées sont

«déjà couvertes de beaucoup de hétres, et d'autres
«bois encore bas, qui deviendront très grands s'ils
«n'en sont empêchés par la condition avare, des-
«tructive et dissipatrice des hommes. Et comme
«les Furnas sont appelées ici, Bouches de l'enfer
«parcequ'elles en ont l'apparence, il y a plus de fa-
«cilité à y descendre qu'à en revenir ; car, comme
«dit Virgile, la descente aux enfers est facile ; mais
«pour remonter et arriver au grand air, là est la
«fatigue et la peine ; s'il y a du plaisir dans les
«descente il y en a davantage dans les campagnes
«charmantes, couvertes dans quelques parties de bos-
«quets épais et hauts, et dans d'autres de bois plus
«bas, plus clairs et plus espacés, qui permetent aux pro-
«meneurs et aux pélerins de passer sur leurs pelou-
«ses, arrosées par quelques grands ruisseaux, les
«uns d'une eau claire et fraîche, les autres d'une
«eau trouble et chaude, entre lesquels presqu'au
«milieu de ces plaines unies, dans cette grande et
«profonde cavité se trouvent les Furnas, si renom-
«mées et si célèbres non seulement dans cette île,
«mais presque dans toutes les parties de l'univers où
«leur nom est connu. Pour plus grande clarté je ra-
«conterai les choses qu'il y a dans ce pays, en com-
«mençant par la descente à l'orient du plateau ap-
«pelé les (Graminhaes), parcequ'il y a là beaucoup
«d'herbe de celle appelée (grama) (gramen ou
«chiendent) et cheminant vers le couchant presque
«au nord-ouest. Ie raconterai ces choses brièvement,
«car elles sont plus faites pour être dites ou ra-
«contées dans de longues causeries et par des ex-
«pressions multipliées. Un prêtre dont je n'ai pas
«su le nom, vint avec les premiers colons, qui dé-
«barquèrent dans cette île, et il partit du village
«à quelques jours de là avec un compagnon, dé-
«sirant voir de près et savoir ce que c'était
«qu'une grande langue de feu qui apparaissait en

«l'air, et sortait de terre. En partant de Povoação
«il s'enfonça dans l'épaisseur du bois, s'ouvrant un
«chemin avec une grande serpe et y laissant tout
«le long, des balises et des signaux sur les arbres,
«pour ne pas se perdre au retour : il arriva au-
«dessus des Furnas à un plateau élevé, qui les en-
«toure à l'orient, d'où il découvrit le premier
«l'endroit d'où sortait le feu, et ne se hasardant
«pas à descendre à cause de l'aspérité du lieu
«et de l'épaisseur du bois, il retourna à Povoa-
«ção que l'on appelle vieille aujourd'hui, par op-
«position aux autres que l'on a construites par la
«suite, pour revenir avec plus de monde et les exa-
«miner plus à loisir, comme il le fit après, et
«on suppose qu'il y arriva en descendant la
«berge des (graminhaes) du côté de l'orient, che-
«min par où passent aujourd'hui ceux qui viennent
«de Povoação et des lieux voisins. Ce fut à ce qu'il
«paraît celui-ci qui découvrit le 1.er les Furnas, qui
«dans ce temps s'élevaient plus haut et étaient plus
«furieuses qu'aujourd'hui, parce qu'il y avait alors
«une plus grande quantité de matière combustible
«réunie, de plus grosses veines de soufre, qui les ren-
«daient plus furieuses et plus effrayantes. Elles
«étaient sur un terrain plus elevé, qui s'est abaissé,
«et consumé chaque fois davantage, et leur fureur
«est également tombée, parce que maintenant elles
«sont bien moins violentes qu'elles n'étaient. En
«achevant de descendre par ce chemin, qui est à
«l'orient du haut plateau des (graminhaes) à la
«plaine unie, où sont les Furnas (qui est une ro-
«che qui est restée formée autour de la même
«plaine, dans cette partie à l'orient, quand ce pic
«éclata, et qu'il répandit sur les terres voisines
«tout ce qu'il y avait de terre jusqu'à ses pieds, lais-
«sant cette grande cavité, avec des surgeons de feu
«et des ouvertures, signes évidents d'un grand feu

«qui avait enlevé si haut une aussi grande masse
«que cette montagne) : immédiatement au pied de
«la roche et de la délicieuse descente des berges,
«(comme je l'ai dit) du côté de l'orient, est une grande
«et large rivière d'eaux claires, fraîches, et douces,
«où ceux qui viennent de descendre la haute roche,
«fatigués et en sueur, se raffraichissent, se lavent,
«et boivent en se reposant. A une petite distance de
«là vers l'orient, est un petit ruisseau d'eau fraîche,
«verte dans quelques parties, rouge dans d'autres,
«couleur d'or, couleur de rouille, et prenant des
«nuances diverses, suivant la couleur du limon
«sur lequel elle passe, comme il arrive à la mer
«rouge. En s'avançant davantage vers le su par un
«léger détour, on voit de grandes fumées, et on en-
«tend des éclats effrayants, que font les Furnas ;
«en s'en approchant, on voit qu'il y en a 2, au-
«près l'une de l'autre, entre lesquelles passe un che-
«min très étroit, semblable à un sentier sur une crête
«basse de terre et de pierre, qui est entre les deux.

«La première qui est du côté de l'orient, est
«plus élevée, l'eau en est claire, et si chaude qu'on
«y blanchit des cochons de lait, des porcs, des
«chèvres, et des chevreaux, en les y plongeant, et
«les retirant aussitôt : ils peuvent aussi y cuire, en
«les laissant plus longtemps, et du poisson que
«l'on y met, il n'en reste que les épines ; cette
«Furna a au milieu un surgeon d'eau, dont les
«bouillons furieux ont deux coudées de hauteur, et
«le volume de 2 pipes ; mais quoique son bouil-
«lonnement imprime la terreur, on ne redoute pas
«tant cet étroit passage qui la longe, parceque l'eau
«est claire et coule de cette première Furna, par
«un petit canal, qui traverse l'étroit passage, et se
«jette dans 2 autres Furnas, coulant avec elles dans
«d'autres vers la partie nord, qui bouillent égale-
«ment, lancées par des jets nombreux, d'ont l'eau

«n'est plus si claire, quoique ces Furnas soient plus
«larges que la 1ère. Un peu plus loin, du côté de
«l'est, est une source profonde, sortant de terre fu-
«mante, et inspirant la terreur par l'épaisse fumée
«qui en sort. Auprès de celle-ci, est une autre Fur-
«na, en forme de chaudière, avec de nombreuses
«sources, jetant un limon gris bouillant, et formant
«des cercles comme de grandes couronnes, ou tê-
«tes chauves, d'où le vulgaire l'a appelée la Furna
«aux couronnes de moines. Un peu plus loin est
«une ouverture plus profonde, qui, bouillonnant
«avec fureur rejette un limon abondant gris foncé,
«s'élevant à la hauteur de 3 ou 4 coudées, de la
«grosseur de trois pipes réunies, et est en continuelle
«activité, un jet s'élevant, un autre commençant :
«et la fureur avec laquelle il sort, le charivari
«qu'il fait et la couleur charbonnée qu'il a, l'a fait
«appeler la Furna des forgerons, car il semble que
«c'est là qu'est la forge de Vulcain ; et cette Furna
«est de toutes la plus furieuse, la plus terrible et
«la plus effrayante. Auprès de celle-ci, dans une
«grotte qui les longe, il s'en est formée une autre,
«plus petite, il y a peu de temps, dont les bouil-
«lons moins furieux et plus petits sortent par 3 ou-
«vertures rejetant un limon de même nature et
«couleur. Du côté de l'orient, est une grande sour-
«ce d'eau chaude, du volume d'un quartant, dont
«les bouillons s'élèvent à la hauteur d'une coudée :
«dans la même grotte se réunissent les eaux qui
«coulent de ces Furnas, et forment une petite ri-
«vière d'eau chaude, et une autre rivière froide,
«qui passe auprès de la fabrique d'alun, et prend
«sa source au-dessus d'elle, et de la roche de pied
«de porc, dont je parlerai plus loin ; et les 2 réu-
«nies la froide et la chaude, coulent en entou-
«rant toutes les Furnas du côté du sud, et à l'ex-
«trémité des Furnas, la rivière formée de leurs eaux

«se réunit à ces deux ; plus loin elle se jette dans
«l'autre grande rivière, également froide, dont j'ai
«parlé au commencement, qui coule de l'orient ; ces
«trois rivières et les 4 réunies, en forment une seule,
«qui se jette à la mer du côté du sud, sous le nom
«unique de Ribeira Quente (Rivière chaude), qui
«augmente et s'échauffe par les autres sources qui
«sortent, bouillent, et fument le long de son cours.
«Avant cette grotte et l'eau chaude qui sort des
«Furnas, entre celle-ci et celles-là, est un petit mon-
«ticule de terre chaude, dont le souffre est presque
«tout mêlé à une pierre blanche molle et tendre,
«principalement à la superficie, et d'où ceux qui
«vont voir les Furnas, tirent une grande quantité,
«et l'emportent dans divers lieux ; quelques-uns
«l'employant tel qu'ils le trouvent, et d'autres le
«purifiant en l'exposant seulement à la chaleur du
«feu et, une fois fondu, le coulant dans des tuyaux
«de canne, sans autre procédé, il est aussi parfait
«et beau que tout autre : on a beau en retirer de la
«superficie de ce monticule chaud, il ne manque ja-
«mais, et on en retrouve tout de suite d'autre dans
«le même lieu ; parce que la même terre qui le
«contient, par la grande chaleur qu'elle a, en va-
«porise et forme d'autre, sans que cette grande
«abondance diminue jamais dans ce même lieu.
«Auprès de la Furna appelée aux couronnes, du côté
«du sud, il y a dans la terre deux petits trous, de
«la dimension d'une petite chaudière, où bout une
«eau claire ; et plus au couchant de ce côté du
«sud, auprès de la rivière chaude, qui coule le long
«de ces Furnas, une autre source d'eau bouillante,
«du volume des 2 ci-dessus, et en passant la ri-
«vière qu'on appelle chaude, elle est là presque
«froide, parcequ'elle est déjà réunie à la rivière
«froide de la fabrique, et en se mêlant à cette
«source d'eau qui bout, elle devient bouillante et ne

«se refroidit pas. Entre elle et les Furnas on a déjà
«retiré beaucoup d'alun, que l'on a fabriqué, dont
«il s'est vendu une grande quantité: il est excellent
«et d'un bon rapport... A l'est des Furnas, en incli-
«nant au sud, à plus de 2 portées d'arquebuse, est
«une petite Furna, appelée, le tambour, parcequ'elle
«fait un bruit et un charivari comme le ferait un tam-
«bour: elle s'élève en bouillant avec fureur, rejette
«un limon gris, liquide, au bas d'un éboulement ; la
«terre, à l'entour, est pelée sur l'espace de plus d'un
«alquier où les bœufs se couchent dans les temps
«froids, parcequ'ils la trouvent chaude : près de cet-
«te Furna se réunissent les 3 principales rivières qui
«sourdent de l'intérieur de la grande concavité, la
«froide, celle qui bout, et la chaude, et l'autre qui
«sort des Furnas, qui sont toutes réunies en une
«seule qui va se jeter dans la mer au sud: en descendant
«la Ribeira Quente à une demi-lieue des Furnas à
«l'extrémité du Lombo Frio, qui est une croupe ro-
«cheuse appelée la péluchée, parcequ'elle est couver-
«te de mousse et d'herbe, sortent de ces roches 3
«jets d'eau, séparés par un espace de 2 coudées, le
«jet du milieu est chaud, les 2 autres sont froids ; de
«là à la mer sur une étendue de demi-lieue la rivière
«est si peu rapide que les muges la remontent jus-
«qu'au Lombo Frio: cette rivière a un saut que peu-
«vent franchir les muges. Ces Furnas sont si hideu-
«ses et si furieuses, inspirent tant d'horreur à celui
«qui les voit, et entend le grand vacarme qu'elles
«font, qu'il lui semble être en présence d'une confu-
«sion infernale; les bergers qui font paître leurs trou-
«peaux dans ces environs, où ils trouvent de bons
«pâturages abrités, disent, et d'autres qui l'ont éprou-
«vé de même affirment, que, pendant l'hiver, spécia-
«lement quand soufflent les vents du sud, sud-ouest,
«sud-est, ou nord-est, elles bouillent avec plus de fu-
«reur, lancent une fumée plus épaisse, comme si les dé-

«mons s'en mêlaient: ils disent que la raison de ceci
«est que la mer plus agitée les fait bouillir avec
«plus de fureur; mais bien que ceci puisse y être pour
«quelque chose, le principal motif c'est que l'air en-
«vironnant étant plus froid dans ce temps, concen-
«tre la chaleur à l'intérieur, active le feu dans les
«filons de souffre, augmente l'effervescence dans ces
«évents, en en échauffant l'eau et le limon, les ex-
«pulsant accompagnés d'une plus épaisse fumée, avec
«une impétuosité, une véhémence, et un fracas plus
«grands qu'en été, où tout est plus calme, et que
«la terre respire par ses pores qui sont alors plus
«ouverts... Et quand soufflent les vents de nord-est,
«comme ils sont suivant ce que disent quelques-uns,
«plus violents, puisqu'ils bouleversent les eaux et
«les sables, elles acquièrent une plus grande furie,
«retentissent plus au loin, émettant des vapeurs et
«de la fumée plus abondantes, donnant à croire que
«la mer communique avec ces évents par des con-
«duits souterrains; mais d'autres avec plus de raison
«affirment que les vents d'est étant secs, ils ferment
«les pores de la terre, ce qui cause des tremble-
«ments, parceque l'air ne peut s'échapper: ainsi quand
«ces vents soufflent, ils causent de plus grands fra-
«cas dans ces Furnas... Á une portée d'arquebuse
«des Furnas, vers l'occident, on voit dans un champ
«quelques ouvertures peu profondes, et d'autres pres-
«que à la superficie, et dans le voisinage de ces mê-
«mes Furnas, du côté de la mer, quelques fentes, com-
«me des autres, et d'autres au niveau du sol dans
«3 ou 4 endroits d'un alquier chacun, d'où sortent
«des fumées et des vapeurs si nuisibles, et si infec-
«tes, que les animaux qui y passent tels que bê-
«tes à cornes, pourceaux, brebis, chiens, et les oi-
«seaux qui passent au-dessus, tombent et meurent
«en peu de temps, si on ne les en retire aussitôt.
«Quelques-uns disent, que dans le bas de la Ribei-

«ra Quente on trouve d'autres champs de la même
«nature, jusqu'où remonte le poisson, sans passer
«outre et, pour cela, on a donné à ces divers em-
«placements le nom de (fumos ou fedores,) (fumées
«ou infections...) Plus loin, à peu de distance vers
«le couchant, coule une grande rivière fraîche, de
«bonne eau claire, qui sort de la roche auprès du
«pied de porc, où est la fabrique d'alun, que fit
«construire... Yeau de Torres, son propriétaire après
«que celle de Ribeira Grande eut cessé de travail-
«ler ; et quoique l'eau de cette rivière soit très froi-
«de, elle bout en beaucoup d'endroits par la vapeur,
«produit de la chaleur développée par les filons
«de souffre qui existent dans cette terre où elle cou-
«le ; pour cette raison on l'appelle la rivière qui
«bout : cette eau, dit-on, est la meilleure de toute
«l'île, si elle n'est surpassée par celle de la ville de
«Ponta Delgada surtout prise à sa source, où elle
«est très fraîche, parce qu'elle y arrive déjà très
«battue, sans perdre de sa bonté; mais quelques fois
«à cause de cela et des racines qui traversent les
«conduits, elle prend un goût de terre et n'est plus
«si fraîche, qu'à sa source (quoique l'eau soit d'au-
«tant meilleure qu'elle vient de plus loin) parce-
«qu'elle vient purifiée de quelques scories que lui
«cède la terre. En face de la fabrique, un peu plus
«haut, sortant par un tube est une source d'eau
«ayant la saveur du fer, et qui se jette dans la même
«rivière. Au couchant de cette rivière froide, qui
«bout sur un court espace, est un ermitage de No-
«tre-Dame de la Consolation. A une portée d'ar-
«balête de cet ermitage est la Ribeira Quente qui
«prend sa source auprès du dit ermitage, par 2
«surgeons, grands et séparés l'un de l'autre, dont
«l'eau trouble est si chaude, que si on ne la mélan-
«geait d'eau froide provenant de sources environ-
«nantes, ou ne pourrait en supporter la chaleur ;

«mais au moyen de ce mélange, l'eau tempérée ne
«bout plus comme l'autre rivière froide, dont j'ai
«parlé plus haut, l'ermitage se trouvant entre les
«2 rivières, la froide et la chaude. Bien près, au-
«dessous de la croix de l'ermitage est une source
«très froide, (non aussi froide que celle de la riviè-
«re froide) dont une moitié est jaune et l'autre ver-
«te. Dans la Ribeira Quente bien des personnes
«viennent se guérir de maladies cutanées telles que
«la gale, et d'autres infirmités, en y prenant des
«bains, sans aucun abri: il ne manque là que des
«édifices, pour égaler les célèbres Caldas da Rai-
«nha près d'Obidos, en Portugal. De l'ermitage des
«Furnas, à plus de trois portées d'arbalète vers le
«couchant, est un grand lac d'eau douce, qui peut
«avoir plus d'une lieue de circuit, du côté des Fur-
«nas sortant au-dessus d'une colline, et dans une
«partie basse qui est entre le lac et ces mêmes Fur-
«nas, il y a quatre ou cinq autres Furnas, bouil-
«lant et fumant de la même manière que celles dé-
«jà décrites, qui dit-on alimentent la Ribeira Quen-
«te, et les deux sources qui y sourdent, où on
«prend des bains: en hiver, la crue du lac les cou-
«vre d'eau, de même qu'en été il se dessèche en
«partie, et remonte sur ses bords, et descend com-
«me la mer, cause attribuée au vent, qui le refoule
«vers une de ses extrémités, pour lui laisser re-
«prendre son niveau, quand revient le calme, ou
«que le vent souffle en sens contraire, ou cet effet
«est causée par la lune. Ce lac, qui est plus large
«que celui des Sept Cités, mais non aussi long,
«peut ocuper une superficie de terrain de dix muids
«d'étendue: il fut donné par le roi, à un nommé
«Jean Tavares, de la ville de Ribeira Grande, qui
«le lui demanda avec la résolution d'en faire écou-
«ler les eaux, du côté du Sanguinhal de Duarte Pi-
«res, et de là, les laisser couler à la mer par la

«Ribeira Quente, afin de mettre le terrain à profit,
«pour y semer du pastel ou du blé, ce qui n'eut
«pas lieu... A peu de distance de là, vers le sud,
«au-dessus du chemin qui va des Furnas à Villa
«Franca, sont deux petits lacs d'eau douce: par op-
«position on appelle le premier lac (Lagôa Grande),
«et des deux petits, celui qui est du côté des Fur-
«nas, est le plus sombre, formé par une excavation,
«qui dans un autre temps fut un pic qui a éclaté,
«l'eau étant tout entourée de grands arbres. L'au-
«tre, plus clair, au couchant, dont le fond est de
«sable, et où se jette et se perd un ruisseau appe-
«lé, de (Diogo Preto), qui va à la distance d'une
«lieue, en passant sous terre, se jeter à la mer par
«deux sources qui sortent près du (Forninho) tout
«proche du bas fond appelé (Lobeira), ce que je re-
«garde comme plus certain que ce que d'autres di-
«sent, que ces sources viennent de la (Lagoa Gran-
«de) ; parceque s'il en était ainsi, elles diminueraient,
«ce qui n'a pas lieu puisqu'elles ont toujours la même
«hauteur, hors les différences qu'y occasionnent le
«vent, les crues en hiver, la sécheresse en été ou
«la Lune.»

Le médecin Guilherme Gurlay de Madère qui a
passé quelque temps à San-Miguel en l'année 1791,
a écrit ce qui suit :

«La plus grande des fontaines est une Caldeira
«(Caldeira grande) qui a environ de 25 à 30 pieds
«de diamètre. Un sondage opéré avec un morceau
«de plomb attaché à un long fil, ne peut permet-
«tre d'en déterminer exactement le fond ; ce qui
«prouve au moins sa profondeur considérable. Les
«gens du pays qui n'ont jamais sondé convenable-
«ment, et peut-être même pas du tout, se persua-
«dent que cette Caldeira n'a pas de fond. L'eau y
«est brûlante et toujours en ébullition. Elle dépose
«un sédiment argileux, légèrement azuré. Au goût

«elle est acide et astringente. A quelques pieds de
«distance, derrière une petite crête de lave, il exis-
«te une autre fontaine ardente appelée emphatique-
«ment La Forge (Caldeira de Pedro Botelho), et
«située au pied d'un rocher allongé. Il est rare
«qu'on puisse y voir la surface de l'eau à cause
«d'une vapeur sulfurée très épaisse qui la couvre.
«Cette source bouillonne avec une grande violence
«et un vacarme étourdissant. Au milieu de la va-
«peur et de la fumée, elle rejette au loin une
«grande quantité d'une argile bleue, fine, gluante
«qui incruste la roche et les corps peu volumineux
«situés dans le voisinage. Le fracas de ces sources
«ressemble à celui des tambours. Il y en a deux
«grandes, et beaucoup d'autres plus petites. En ou-
«tre, en beaucoup d'endroits, la vapeur sort par
«les fentes des roches et des amas terreux. Si l'on
«s'approche des jets moins visibles, et si l'on prête
«l'oreille, on entend distinctement le gazouille-
«ment de l'eau qui bout. D'autres fentes laissent
«échapper par intervalles de l'eau très chaude qui
«brûle ceux qui s'approchent imprudemment. En
«beaucoup de points, la chaleur du terrain est si forte,
«qu'on ne peut s'y tenir sans être incommodé plus
«ou moins grièvement. Partout le sol est couvert
«de soufre pur : une pièce d'argent, exposée à l'air,
«prend immédiatement la couleur de l'or. Bien que
«beaucoup de ces sources soient brûlantes, quel-
«ques-unes sont douées d'une température modé-
«rée et d'autres entièrement froides. L'eau de cer-
«taines est cristalline et transparente : celle de quel-
«ques autres est blanchâtre ou jaunâtre. Généralement
«elles déposent un sédiment argileux bleu «ou rouge.

«Aux alentours, on trouve des cristaux de sou-
«fre et d'alun très abondants et d'aspects très va-
«riés ; quelques-uns de ces cristaux sont extrême-
«ment beaux.

«Ceux que l'on rencontre dans les ouvertures
«par lesquelles jaillit la vapeur ont quelquefois
«deux pouces de long. En certains points, le terrain
«est de consistance argileuse et molle ; en d'autres, il
«est sec et comme labouré. Lorsque l'on creuse
«en un point, le trou donne aussitôt naissance à
«une forte fumée sulfureuse si chaude qu'on ne
«peut se tenir au-dessus, même une minute ; en
«peu d'instants, il se remplit d'eau brûlante, ou bien
«ses parois se couvrent d'une croûte de soufre su-
«blimé et d'alun semblable à du givre. Quelques
«sources sont situées près des bords du ruisseau qui
«traverse la vallée ; l'ébullition est visible en cer-
«tains points au milieu même du courant ; il en
«sort de la fumée et de la vapeur comme des sour-
«ces d'eau chaude.

«Le ruisseau dépose un sédiment ocracé sur les
«cailloux et les rochers du fond de son lit. En
«un petit nombre de points, le dépôt est verdâtre,
«et ressemble à de la couperose verte. Les plantes
«et les arbustes des bords sont incrustés de sou-
«fre, d'alun et d'autres substances. Le goût des
«eaux varie : les unes paraissent fortement vitrio-
«liques : d'autres sont acidules, d'autres sont alu-
«minentes, ou ferrifères ; d'autres ne présentent
«aucun goût particulier, et sont parfaitement insi-
«pides. Pour éviter la dépense de bois, les pauvres
«ont l'habitude de faire la cuisine sur les sources
«chaudes ou sur les fentes fumantes. L'instinct des
«bestiaux leur a appris à s'approcher de ces lieux
«et à s'arrêter au milieu des vapeurs sulfurées,
«pour se débarrasser des insectes. Au pied des sour-
«ces chaudes, et autour d'une butte de pierre pon-
«ce, court un petit ruisseau d'eau froide formé par
«diverses sources qui coulent de la butte même,
«et qui se réunissent immédiatement ensemble. Á
«une petite distance de là, le courant dépose un

«sédiment blanchâtre, ou jaune, ou ocreux. L'eau
«est acide et astringente : elle exhale une odeur
«ferrugineuse. Quelques-unes de ces eaux sont ex-
«cessivement piquantes et pénétrantes ; elles crépi-
«tent dans un verre comme du vin de champagne.
«A cinquante pas environ à l'ouest, il existe d'au-
«tres fontaines d'eau minérale chaude de même na-
«ture, mais moins abondantes que les précédentes.
«Il y a là des cabanes de bain où le public afflue.
«Dans la même direction, il existe encore des sour-
«ces douées d'une chaleur médiocre et entièrement
«semblables à celles que nons venons de décrire.
«La terre et les plantes y sont couvertes d'une croûte
«jaunâtre. Les cabanes de bain qui avaient été pri-
«mitivement établies en ce lieu ont été détruites
«il y a peu d'années par les grandes pluies. Un
«mille plus loin, encore à l'ouest, coule la Ribeira
«Sanguinolenta, ainsi appelée à cause de la couleur
«rouge très marquée de ses eaux. Sur les bords de
«cette rivière existent des sources (Sanguinhal), qui
«possèdent une saveur et une odeur acides et fer-
«rugineuses. Leurs eaux abandonnent un dépôt ocra-
«cé blanchâtre. Un mille environ au sud, près d'une
«chaîne de montagnes, il y a beaucoup d'autres
«émanations sur les bords d'un lac.
«On y observe les mêmes variétés et les mêmes
«différences que dans les précédentes. Beaucoup
«d'entre elles bouillonnent violemment, avec un bour-
«donnement semblable à celui des abeilles, & entraî-
«nent avec elles une argile épaisse, gluante, bleue,
«qui se trouve lancée à une distance considérable
«avec les vapeurs et les gouttelettes d'eau brûlante.
«Une écume bitumineuse se montre à la surface
«de quelques unes de ces sources ; et, de même
«que, dans les autres, il s'y dépose de beaux cris-
«taux et de grosses incrustations d'alun et de sou-
«fre. Parmi les sources chaudes de cette localité,

«il y en a une qui mérite particulièrement d'attirer
«l'attention. Elle forme un petit lac de douze pieds
«de large et de 24 de long, qui bouillonne avec une
«grand force et un violent fracas. Tout près de ce
«lac, il y a des sources parfaitement froides dans
«un lit de pierre ponce. Celles-ci bouillonnent tout
«aussi activement que celles qui sont très chaudes.
«Elles ont une saveur et une odeur âpres et aci-
«des, et sont chargées et saturées d'acide aérien.»

«La description de Gurlay montre que l'état des
«caldeiras des Furnas avait peu varié depuis l'épo-
«que de Fructuoso. Celle de Senna Freitas va nous
«indiquer comment s'est opéré le changement le
«plus considérable, changement dû à la formation
«de la caldeira «d'Asmodée». Des sources abondantes,
«dit cet auteur, sortent du plateau des caldeiras,
«en abandonnant un sédiment savonneux et adhé-
«sif. Ces eaux, se poignant aux courants tributai-
«res de la vallée, vont se réunir un peu plus en
«avant, et prennent le nom de Ribeira Quente ;
«notre attention est attirée par la caldeira grande,
«effroyable laboratoire naturel ; revêtue intérieure-
«ment par une substance blanche, pétrifiée, d'ap-
«parence gypseuse, qui parâit devoir son origine
«à l'action continuelle de la chaleur interne, et des
«vapeurs sulfuriques agissant sur la pierre ponce
«et l'argile volcanique. Sa circonférence est d'en-
«viron neuf pieds. Un flot d'eau bouillante y jail-
«lit de la profondeur du terrain au milieu de fra-
«gments de roches, en bouillonnant avec un va-
«carme assourdissant. Cette eau s'élève sons la for-
«me d'une colonne opaline de plus de trois pieds
«de hauteur, qui fume constamment et possède une
«épouvantable chaleur. Quand on jette quelque ani-
«mal dans cette caldeira, il est consumé totale-
«ment en peu de temps, et l'on n'en trouve d'au-
«tres vestiges que les os.

«Près de la dite caldeira se voit une cavité pro-
«fonde, de forme circulaire, exhalant une fumée
«continuelle ; au fond bouillonne avec violence une
«eau bourbeuse qui n'en franchit pas les bords,
«mais qui y saute, bondit et rebondit sur place.
«Cette caldeira est la plus moderne de la vallée ;
«elle s'est formée de 1840 à 1841.

«Auparavant on voyait déjà en ce point une ca-
«vité d'environ une brasse de diamètre. On n'y aper-
«cevait pas d'eau bouillante, mais on sentait qu'il
«existait profondément un liquide en ébullition con-
«tinuelle, faisant entendre un gargouillement sourd
«comme celui qui se produirait au-dessous d'une
«voûte.

«Un jour, on a entendu une violente explosion
«qui a épouvanté toute la vallée : et, quand les
«habitants sont venus visiter ce lieu, ils ont aperçu
«cette nouvelle caldeira. Les matières terreuses, les
«croûtes qui recouvraient la furna nouvellement
«apparue, projetées par la force de la vapeur com-
«primée avaient été lancées dans les airs ; leurs
«débris s'observaient à une grande distance et l'on
«voyait à la place une grande ouverture.

«Une autre caldeira, plus petite que la première,
«mais plus grande que celle-ci s'offre à nous près
«de cette dernière, presque avec le même degré de
«chaleur ; on y observe des cristallisations et une
«grande quantité de soufre ; l'eau qu'elle rejette se
«dirige vers la cabane des bains [1].

«D'autres petites caldeiras, ou petits puits d'eau
«bouillante, situés dans le voisinage les uns des
«autres, d'innombrables évents, des trous distribués
«comme les orifices d'un crible apparaissent à la
«surface du terrain, projetant de la boue et de la
«vapeur. Le liquide qui en jaillit, y retombe et s'y

---

[1] Cette caldeira n'existe plus aujourd'hui.

«trouve réabsorbé, on bien il asperge le terrain
«avoisinant sous forme de gouttelettes qui se réu-
«nissent en flaques stagnantes, ou qui se répandent
«en filets sinueux à la surface du sol.

«A la distance d'environ trente pas de la Cal-
«deira grande, une autre caldeira excite notre ad-
«miration. Cette caldeira est caverneuse. Dans les
«temps anciens, elle était appelée caldeira do pol-
«me et aujourd'hui, (nous ignorons l'origine du
«nom) elle porte le nom de Caldeira de Pedro Bo-
«telho. Du fond s'élève une colonne d'eau boueuse,
«et une sorte de lave très chaude enveloppée d'une
«épaisse fumée.

«La violence de chaque projection est telle qu'elle
«épouvante les personnes qui sont témoins de ce
«phénomène. L'opacité de la fumée empêche de
«voir la bouche ou cratère de cette effroyable cal-
«deira.

«Les pierres qui y sont lancées ne font qu'au-
«gmenter le mugissement en proportion de leur
«volume. L'eau froide y excite une telle efferves-
«cence et un tel rugissement que c'est une scène
«horrible à entendre et à voir. Lorsque cette ex-
«périence se fait pendant les grandes pluies, la lave
«bouillonne impétueusement, et produit une écume
«qui a la couleur et la consistance du plomb fondu.

«A la surface de tous les terrains avoisinant plus
«ou moins immédiatement ces étuves naturelles, se
«voient des orifices disséminés, d'où sort tantôt de
«la fumée, tantôt une matière boueuse de couleur
«verdâtre. La surface du terrain est tiède, plus
«profondément le sol est très chaud. Quelques-unes
«de ces fossettes volcaniques ferment et ouvrent de
«temps en temps leurs petits cratères. Chaque an-
«née il s'en ouvre de nouvelles qui se referment
«ensuite à mesure que d'autres se produisent plus
«loin. En sortant de ce lieu nous étions impré-

«gnés d'hydrogène sulfuré. En quelques points du
«terrain, le sol est taché de colorations orangées,
«jaunes ou vertes, à cause du fer et du soufre qui y
«abondent. Dans les endroits contigus aux caldei-
«ras, on rencontre une grande quantité de soufre
«cristallisé et d'alun en concrétions satinées.»

Aujourd'hui l'état des caldeiras de Furnas diffère
peu de ce qu'il était vers 1850, à l'époque où a
écrit Senna Freitas. Il existe toujours trois évents
principaux, la Caldeira grande, que l'on a depuis
quelques années environné d'un mur circulaire
d'environ deux mètres de hauteur ; celle de Pedro
Botelho et la Caldeira d'Asmodée, chacun ayant
conservé à peu près son cachet primitif.

C'est en 1792 que, suivant la tradition, la première cabane de bains a été élevée. Ce n'était
qu'une simple hutte de branchages, dans laquelle
on avait mis des caisses en bois faisant l'office de
baignoires qui pourrirent bientôt par l'effet de l'hu-
midité. Peu après on construisit une cabane couverte en chaume ; et peu à peu, différents particuliers firent élever à leurs frais les petites chambres de bains isolées qui existent encore actuellement. L'installation de ces premières cabanes laissait
beaucoup à désirer. Un auteur anglais, Ashe, faisait en 1813 une tableau saisissant de la malpro-
preté qui y régnait.

De tels reproches ne peuvent plus s'appliquer
aujourd'hui à quelques-unes des petites maisons
coquettes qui s'élèvent autour du plateau des Caldeiras.

La fondation d'un établissement de bains dont
l'idée paraît avoir préoccupé, dès 1785, le ministre
du commerce Martinho de Mello et Castro, et successivement les différents administrateurs de San-
Miguel, n'a été réalisée que dans ces dernières années. On a élevé sur le bord de la Ribeira Quente,

entre la source de Quenturas et le plateau des Caldeiras un vaste bâtiment comprenant deux galeries parallèles. La position de l'établissement laisse à désirer sous le rapport du coup d'œil ; mais il remplit des conditions d'utilité fort importantes. Presqu'à égale distance des principales sources, il est en contrebas par rapport à elles, et peut, par conséquent, en recevoir facilement les eaux.

Les chambres de bains, accompagnées d'une chambre de repos, sont bien aérées et bien éclairées. Les baignoires en marbre, qui y sont placées, recoivent les unes l'eau de la Caldeira grande, les autres l'eau de Quenturas. Les galeries jonchées de branchages frais de pin maritime exhalent une odeur résineuse qui embaume l'air. On arrive à l'établissement de deux côtés : vers l'onest, une voie, qui doit être prochainement agrandie, conduit vers le milieu du village de Furnas ; à l'est, une galerie souterraine mène au plateau des Caldeiras. Le sol de ce tunnel est chauffé par les émanations naturelles, et les parois sont tapissées d'efflorescences. A l'entrée, du côté des Caldeiras, ces efflorescences sont formées d'alun sodique ferrifère : au centre de la galerie principalement, par des sulfates de chaux : à la sortie, vers l'établissement, par du nitrate de soude.

Le procédé suivi pour l'analyse de chaque eau se compose de deux séries d'expériences : une première faite sur place et ayant surtout pour but le dosage des substances facilement altérables, l'extraction des gaz en dissolution et la concentration de l'eau ; une seconde, effectuée dans le laboratoire, fournissant la plupart des données quantitatives et complétant l'analyse.

La première opération faite sur place a été la détermination de la température de la source ; l'instrument employé, un thermomètre centigrade à mercure maximé, c'est-à-dire pourvu d'un petit index de mercure détaché de la colonne indicatrice, de manière à donner les maxima de température.

Vient ensuite la détermination du débit de la source, opération facile, lorsque le volume de l'eau fournie en un temps donné est susceptible d'une mesure directe, mais qui devient très incertaine dans deux cas différents : 1.° quand l'eau de la source est mélangée avec un volume variable d'eau douce : et·2.° quand l'eau sourd en petites quantités et avec une température très élevée, de manière à ce que l'augmentation de volume du liquide dans le bassin de la source, par l'effet de l'arrivée incessante de l'eau, soit à peu près compensée par la perte due à l'évaporation. Dans ces cas assez communs, nons avons dû nons borner à des indications approximatives, dédaignant d'apporter une précision factice dans des mesures que rendent incertaines une foule de causes accidentelles, impossibles à éliminer.

L'opération suivante est l'analyse qualitative de l'eau et l'examen de la réaction qu'elle présente aux papiers sensibles.

Le dosage de l'hydrogène sulfuré libre ou combiné a été effectué à l'aide d'une dissolution titrée de teinture d'iode, en se conformant aux prescriptions usitées ordinairement en pareil cas.

L'extraction des gaz en dissolution à été opérée en faisant bouillir un volume connu d'eau, renfermé dans un ballon muni d'un tube abducteur et hermétiquement rempli ainsi que le tube adjacent. Ce dernier débouche sous une éprouvette pleine de mercure, renversée sur une petite cuve remplie du même métal. Le gaz expulsé par l'ébullition se rend dans l'éprouvette. On l'isole de l'eau par un artifice bien connu de tous les chimistes. Nous avons fait immédiatement sur place l'analyse quantitative de ces gaz, dans lesquels nous n'avons jamais trouvé autre chose que de l'acide carbonique, de l'oxygène et de l'azote. Pour deux des eaux les plus gazeuses, celle de l'Agua azeda et celle de Quenturas, nous avons répété de nouveau l'expérience de l'extraction et enfermé le gaz recueilli dans un tube fermé à la lampe. L'analyse effectuée plus tard dans le laboratoire avait pour but de rechercher s'il n'existait pas dans le mélange obtenu quelque élément gazeux, qui aurait pu échapper à une étude faite sur place et nécessairement moins précise. Dans les cas qui nous occupent, nons n'avons rien constaté de pareil.

La concentration sur place des eaux minérales naturelles avait pour but de permettre d'emporter, sous un petit volume d'eau, une quantité de matière saline notable, de manière à pouvoir ensuite, dans le laboratoire, effectuer les dosages avec plus d'exactitude, et rechercher l'existence de matières, qui ne se trouvent souvent dans les eaux qu'en quantités très petites.

Je me suis servi pour opérer cette concentration d'une grande capsule de cuivre exempte de fer, de manière à être bien certain de n'introduire dans l'eau à analyser aucune substance étrangère autre que du cuivre, métal dout les sels ne se trouvent dans aucume des eaux minérales de San Miguel. Les évaporations out été faites à feu nu, et chaque eau ramenée au dixième de son volume primitif, au volume d'un litre.

Les opérations à effectuer dans le laboratoire pour déterminer la composition des matières minérales de chaque eau auraient pu avoir lieu successivement sur une même portion de liquide. J'ai préféré agir sur des portions différentes prises sous tel ou tel volume, suivant l'abondance de l'élément à doser. Ainsi, par exemple, 50 centimètres cubes d'eau concentrée ont été généralement employés pour doser l'acide sulfurique, l'acide carbonique, la silice ; 20 pour doser la soude, le chlore de l'acide chlorhydrique et des chlorures ; 250 pour doser la chaux, l'oxide de fer, la potasse. Les essais alcalimétriques, la détermination de la quantité de matières fixes en dissolution ont été faits sur 50 centimètres cubes. Les recherches de l'iode, du brome, de l'arsenic, du bore, du fluor, de l'acide phosphorique ont été effectuées sur des quantités diverses, au moins 250 centimètres cubes. (Toutes ces recherches ont du reste été infructueuses).

Le titrage du chlore, des chlorures, celui de l'acide sulfurique des sulfates ont été opérés sur des liqueurs additionnées d'une quantité d'acide nitrique suffisante pour les rendre acides.

L'acide carbonique chassé par un excès d'acide chlorhydrique ajouté a été recueilli dans de l'eau de baryte et le précipité obtenu lavé et pesé, ce qui a fourni le poids d'acide carbonique des carbonates. A cet acide carbonique, il faut ajouter celui que l'on extrait par l'ébullition, lequel existait à l'état de liberté dans la liqueur, ou provient de la décomposition partielle des bicarbonates.

Le dosage alcalimétrique a eu pour but de fournir le poids de soude combiné avec l'acide carbonique et la silice ; l'hydrogène sulfuré ayant disparu par une oxydation lente au contact de l'air.

Les sels de soude et de potasse, transformés en chlorures par de l'acide chlorhydrique et par du chlorure de barium ajoutés en quantité convenable, ont été desséchés et pesés, puis redissous dans l'eau alcoolisée et traités par le chlorure de platine qui a précipité la potasse à l'état de chloro-platinate.

Si l'on excepte celles des eaux minérales qui sont mélangées d'eau de mer, toutes les autres sont sensiblement exemptes de magnésie et renferment ordinairement la chaux et l'oxyde de fer en dissolution à l'état de bicarbonates ; aussi, quand on les concentre par la chaleur comme nous l'avons fait, ces bicarbonates se décomposant, la chaux et l'oxyde de fer se trouvent avec une grande partie de la silice dans le précipité qui se fait au fond d'un vase, où a lieu l'évaporation. On dessèche ce précipité et on le traite par l'acide nitrique qui dissout les deux oxydes. L'ammoniaque sépare l'oxyde de fer de cette nouvelle liqueur, et l'oxalate d'ammoniaque en précipite ensuite la chaux.

Si l'ammoniaque précipite de l'alumine en même temps que de l'oxyde de fer, comme dans le cas de l'eau de Pedro Botelho, on sépare ces deux oxydes calcinés et lavés par l'acide chlorhydrique gazeux sec, après avoir réduit l'oxyde de fer par l'hydrogène.

Dans les eaux minérales mélangées d'eau de mer, nous avons précipité immédiatement la chaux par l'oxalate d'ammoniaque et la magnésie par le phosphate de soude ammoniacal.

Ces procédés divers donnent la quotité des matières élémentaires qui entrent dans la composition des sels, auxquels les eaux en question doivent leur minéralisation ; ils fournissent des résultats immédiats et positifs dont nons traçons ci-dessous le tableau, mais ils ne procurent que des données incomplètes sur la composition véritable des sels en dissolution dans chaque eau minérale.

Quand il s'agit d'interpréter les chiffres d'une analyse, de savoir la façon dont les éléments dosés sont combinés entre eux dans une eau, on doit avoir recours à une discussion spéciale. Alors, dans chaque cas particulier, un raisonnement basé sur la connaissance des affinités relatives des composés chimiques élémentaires conduit à des conclusions les unes certaines, les autres probables, relativement à la nature et à la quotité des sels en dissolution. Comme exemple des difficultés que rencontre l'interprétation des résultats bruts de l'analyse, nous citerons simplement le fait de l'existence simultanée de l'acide silicique et de l'acide carbonique dans la plupart des eaux minérales de San-Miguel, en présence d'une quantité de soude insuffisante pour les neutraliser tous les deux. Auquel des deux acides la soude est-elle combinée? Ils sont également doués d'affinités peu énergiques ; chacun deux est déplacé facilement par l'autre, quand on opère à une température convenable et avec un excès suffisant de celui que l'on veut substituer. Cependant, comme par une évaporation conduite doucement, la silice se sépare peu à peu et reste presque entièrement libre en face du carbonate de soude ; de plus, comme la dialyse sépare une certaine quantité de silice libre, d'une part, et de la silice et de l'acide carbonique combinés à la soude, d'autre part, nons admettrons que cette séparation existait préalablement dans l'eau.

Par suite, dans les tableaux interprétatifs nous inscrirons : silice et bicarbonate de soude, et non pas : silicate de soude et acide carbonique, tout en reconnaissant ce que cette manière de voir présente d'hypothétique. On rencontre des difficultés de même espèce, quand plusieurs acides forts existant dans une eau minérale acide, on veut indiquer ceux qui sont libres et ceux qui sont combinés aux bases ; ou bien, lorsque plusieurs acides et plusieurs bases se trouvant ensemble dans une même dissolution, on veut faire connaître la manière dont ils sont nuis, et les sels qu'ils forment véritablement au sein de chaque liquide.

SOURCE DE LA CALDEIRA GRANDE

(FURNAS)

L'eau, qui émerge de la source, jaillit avec une telle violence, que je n'ai pu maintenir un thermomètre au centre de la gerbe qu'elle figure. J'ai dû me contenter de déterminer la température du ruisseau qui en découle, en plaçant le thermomètre aussi près que possible de la source. La température observée a été de 98°,5 ; il est probable, d'après cela, que la température de la source est de cent dégrés à quelques dixièmes de degré près, probablement en plus, à cause de la salure de l'eau.

Le débit de la source est de 95 litres par minute.

L'eau coule à ciel ouvert sur une longueur de quelques mètres et circule ensuite dans un long tuyau logé dans la galerie souterraine, qui mène à l'établissement des bains. A la sortie de la galerie, elle possède encore une température de 89 degrés ; en arrivant au robinet d'eau chaude des baignoires, elle n'est plus qu'à 53 degrés. Pour l'obtenir froide, on la laisse reposer dans des réservoirs à ciel ouvert, dont l'un rempli depuis quatre jours nous a présenté encore une température de 37 degrés, la température de l'air étant de 18 degrés dans le milieu de la journée. Le robinet d'eau froide des baignoires communique avec ces réservoirs et fournit de l'eau à 28 degrés.

L'eau de la Caldeira Grande bleuit fortement le papier de tournesol rougi : elle précipite abondamment par le nitrate d'argent acidifié, et légèrement par le nitrate de baryte. Prise à son origine, elle noircit le papier à acétate de plomb, mais cette réaction ne tarde pas à s'affaiblir le long du trajet qu'elle suit, et, en arrivant aux baignoires, elle a perdu complètement le pouvoir de colorer le papier plombique : l'hydrogène sulfuré qu'elle renfermait a disparu au contact de l'air.

Cette eau, soumise à l'ébullition en vase clos, abandonne de petites proportions d'acide carbonique, d'azote et d'oxygène, mais ces gaz sont en proportions tellement variables et d'ailleurs, toujours si faibles, qu'ils ne peuvent être regardés comme appartenant originairement à l'eau. On doit les considérer connue des gaz de l'atmosphère de l'enclos de la Caldeira, dissous accidentellement pendant les quelques instants, qui s'écoulent entre le moment où l'eau jaillit et celui où on la recueille.

Il serait intéressant de déterminer le rapport qui existe entre le volume de l'eau et celui des gaz fournis ensemble par la source, mais une telle opération ne pourra être faite que le jour où le captage des gaz paraîtra assez avantageux pour qu'on songe à construire les appareils nécessaires pour le réaliser.

A défaut de cette expérience impraticable actuellement, il était important de déterminer, au moins d'une manière aussi probable que possible, la composition du mélange gazeux de la source. A cet effet, j'ai entrepris deux expériences sur les gaz provenant de petits évents ouverts dans le voisinage, sur le plateau de la Caldeira. Là, on observait en petit, les mêmes phénomènes qu'à la Caldeira Grande. Dans une première expérience, j'ai soumis le gaz de la petite source à l'action d'une dissolution de potasse et constaté, au bont de quelques heures, que le liquide alcalin avait absorbé 26 milligrammes d'hydrogène sulfuré en même temps que 27.30 d'acide carbonique. L'acide sulphydrique était donc à l'acide carbonique dans une proportion un peu inférieure à 1 p. c.

Dans une seconde expérience, j'ai cherché si le gaz dégagé était entièrement absorbable par la potasse, et j'ai reconnu qu'il était toujours mélangé d'une petite quantité d'oxygène et d'azote. Sept litres et demi de gaz naturel recueilli ont fourni un résidu de 12 centimètres cubes, non absorbables par la potasse, gaz composé de 91 p. c. d'azote et de 9 p. c. d'oxygène, c'est-à-dire, environ moitié moins oxygéné que l'air atmosphérique.

En combinant les résultats de ces deux expériences, on trouve que la composition du gaz étudié est la suivante :

Acide carbonique	988,90
Acide sulphydrique	9,50
Azote	1,46
Oxygène	0,14
	1000,00

Un litre de l'eau de la Caldeira grande évaporé donne un résidu sec pesant 1ᵍ,818. Si l'on tient compte de la suroxydation du sulfate de sodium dont le dosage a été fait sur place, le poids du résidu sec non modifié serait égal à $1^g,767$, qui se décompose comme il suit :

Données immédiates de l'analyse		Tableau interprétatif	
Acide carbonique...............	293	Carbonate de soude..	707
Acide sulfurique (supposé anhydre..	19	Sulfate de soude	25
Acide chlorhydrique............	401	Sulfate de potasse ...	16
Acide sulfhydrique	26	Chlorure de sodium..	646
Silice	299	Sulfure de sodium ...	64
Soude.........................	829	Silice...............	285
Potasse.......................	8	Silicate de soude....	24
	1875		1767

L'eau de la Caldeira Grande contient en outre des traces d'une matière organique azotée non volatile, colloïdale, en même temps que des traces d'un sel ammoniacal.

SOURCE DE LA CALDEIRA D'ASMODÉE

(FURNAS)

L'eau de cette source jaillit par violents soubre-
sauts, et retombe dans une petite rigole, qui la
conduit jusqu'à un tuyau couvert aboutissant au
réservoir de la cabane de bains de Don José Maria Raposo. Avant d'arriver au réservoir, cette eau
se mélange à celle d'une source provenant d'un
autre point du plateau. Un thermomètre introduit
dans l'intérieur du petit bassin de cette source a
indiqué une température de 89 degrés, mais il
n'est pas douteux que la température ainsi observée ne soit notablement inférieure à la température maxima réelle de la source, car l'évaporation
incessante et très active qui a lieu dans le petit
bassin amène un refroidissement rapide.

Le bouillonnement continuel qui a lieu dans l'intérieur de cette caldeira, bien qu'attribuable en
grande partie au dégagement des gaz, semble indiquer que la température de l'eau qui y émerge

est, sinon égale à 100 degrés, au moins très voisine de cette température.

Le débit de la source de la Caldeira d'Asmodée et de 30 litres par minute.

L'eau qui en sort est très alcaline. Elle précipite abondamment par le nitrate d'argent, ainsi que par le nitrate de baryte, additionnés l'un et l'autre d'acide nitrique. Elle noircit le papier à acétate de plomb.

De même que l'eau de la Caldeira grande, elle perd rapidement son hydrogène sulfuré au contact de l'air ; et, quand elle arrive dans les baignoires de la cabane de Don José Maria Raposo, elle n'est plus aucunement sulfurée.

Cette eau se distingue essentiellement de celle de la Caldeira grande par la grande quantité de sulfates qu'elle renferme. Ainsi que nous l'avons dit précédemment, elle doit probablement cette sulfatisation plus grande à son débit moindre et à la forme spéciale de la caldeira dans laquelle elle se brasse au contact de l'air. Cependant au moment où elle sort, elle paraît encore tout aussi sulfurée que l'eau de la Caldeira grande, ce qui ferait volontiers supposer qu'elle est naturellement plus sulfurée que celle-ci. Cette eau ne contient en dissolution comme la précédente, que des quantités très minimes d'un gaz de composition variable. La violence, la haute température et la situation du jet principal de cette Caldeira m'ont empêché de songer à recueillir les gaz qui s'y dégagent avec abondance. Un litre de cette eau évaporée donne un résidu sec pesant 1^g,669.

Si l'on tient compte de la suroxydation lente du sulfure de sodium dont le dosage a été fait sur place, le poids du résidu sec non modifié serait égal à 1^g,636.

Données immédiates de l'analyse		Tableau interprétatif	
Acide carbonique	298	Carbonate de soude	719
Acide sulfurique	118	Sulfate de soude	190
Acide chlorhydrique	260	Sulfate de potasse	22
Acide sulfhydrique	25	Chlorure de sodium	420
Silice	222	Sulfure de sodium	60
Soude	779	Silice	220
Potasse	11	Silicate de soude	5
	1713		1636

AGUA SANTA

L'eau de cette source coule d'une petite ouverture pratiquée sur le bord méridional du chemin qui mène à la fontaine de l'Agua azeda. Elle possède à sa sortie une température de 88 degrés, et n'est pas sensiblement gazeuse. Son débit n'est que de 5 litres à l'heure.

Elle possède une réaction alcaline prononcée, précipite très abondamment par le nitrate d'argent, légèrement par le nitrate de baryte, l'un et l'autre additionnés d'acide nitrique. Elle noircit le papier à acétate de plomb. Elle contient des traces de chaux, et est bien moins chargée de principes minéraux que les deux eaux précédentes dont elle se rapproche du reste beaucoup par l'ensemble des caractères. Ce qui l'en distingue cependant d'une façon très marquée, c'est son faible débit et surtout l'absence d'un dégagement gazeux abondant accompagnant la sortie du liquide.

Elle en diffère encore par les traces de chaux qu'elle possède, par l'absence presque absolue de la potasse, par la quantité relativement faible de carbonate de soude qu'elle contient, et par la proportion très notable de silicate de soude qui s'y trouve.

De toutes les eaux examinées, c'est celle qui est évidemment la plus riche en silicate de soude.

Un litre de cette eau évaporée lentement à l'air donne un résidu sec pesant 0^g,725. En tenant compte de la transformation du sulfure en sulfate pendant l'évaporation, le pois du résidu sec non acidifié serait égal à 0^g,706, se décomposant comme il suit :

Données immédiates de l'analyse		Tableau interprétatif	
Acide carbonique.........	49	Carbonate de soude.......	120
Acide sulfurique	20	Sulfate de soude.........	36
Acide chlorhydrique	111	Sulfate de potasse........	traces
Acide sulfhydrique	10	Chlorure de sodium	180
Silice	220	Silice...................	134
Soude	328	Silicate de soude	212
Potasse.................	traces	Bicarbonate de chaux.....	traces
Chaux..................	id	Sulfure de sodium........	24
	738		706

SOURCE DE PADRE JOSÉ

Cette source se trouve sur le bord du chemin qui conduit de la Caldeira Grande au tunnel de l'établissement des bains, tout près du réservoir de Don Jose Maria Raposo.

Un aménagement disposé pour l'écoulement de cette eau ne permet pas de vérifier si elle est accompagnée d'un dégagement gazeux. Il est probable qu'il en existe un, qui est peu abondant.

L'eau de la source de Padre José possède à sa sortie une température de 51°. Son débit est de 7 litres par minute.

L'eau qui en sort est acidule ; elle précipite abondamment par le nitrate d'argent acidifié, et d'une façon très marquée par le nitrate de baryte également acidifié.

Elle brunit légèrement le papier à acétate de plomb, et colore fortement le papier imprégné d'une solution de noix de galle. Un litre de cette eau soumis à l'ébullition abandonne 102 centimètres cubes de gaz composé de :

Acide carbonique 86,3
Azote 12,0
Oxygène............... 1,7
——————
100,0

Cette eau ne contient que des traces d'hydrogène sulfuré. Elle se distingue des eaux précédentes par la proportion sensible de bicarbonate de chaux et de fer qu'elle renferme. Un litre de cette eau évaporé donne un résidu sec pesant $0^g,612$.

Données immédiates de l'analyse		Tableau interprétatif	
Acide carbonique........	73	Bicarbonate de soude	214
Acide sulfurique.........	64	Bicarbonate de chaux....	31
Acide chlorhydrique	70	Bicarbonate de fer	20
Acide sulfhydrique.......	traces	Sulfate de soude	114
Silice...................	201	Chlorure de sodium	113
Soude...................	199	Silice	201
Chaux	12	Acide sulfhydrique.......	traces
Péroxyde de fer........	10		
	629		693

SOURCE DE PEDRO BOTELHO

Cette source ne fournit aucun écoulement de liquide en dehors de son bassin. Les gaz et les vapeurs, qui se dégagent au fond du gouffre, bouillonnent au sein d'un petit amas de liquide boueux doué d'une température évidemment très voisine de 100 degrés. J'ai fait enlever à l'aide d'un seau une petite quantité de cette matière dans laquelle le thermomètre plongé immédiatement a indiqué une température de 98°,5. La boue filtrée a fourni une eau légèrement jaunâtre. Cette eau rougit nettement le papier de tournesol. Elle précipite abondamment par le nitrate de baryte, faiblement par le nitrate d'argent, l'un et l'autre acidifiés. Un litre de ce liquide évaporé donne un résidu sec pesant 1ᵍ,003.

Données immédiates de l'analyse		Tableau interprétatif	
Acide sulfurique	447	Sulfate de soude (poids du sel)..	651
Acide chlorhydrique...	12	Alun sodique (supposé anhydre)..	87
Soude	296	Sulfate de chaux	34
Alumine	18	Sulfate de fer	traces
Chaux	14	Silice	300
Oxyde de fer	traces	Acide chlorhydrique	12
Silice	300	Acide sulfurique	3
	1087		1087

Cette eau se distingue profondément par son acidité, par la prédominance des sulfates, et par la présence de l'alun et du sulfate de chaux, qui, très probablement, résultent l'un et l'autre de l'action de l'acide sulfurique libre sur les roches qui forment la paroi de la source.

La partie solide de la boue de Pedro Botelho est gélatineuse : aussi la filtration en est-elle excessivement lente et difficile. Traitée par une dissolution de potasse bouillante, elle abandonne 29 pour 100 de son poids (ce poids est celui de la matière supposée exempte d'eau.) La matière ainsi dissoute est presque entièrement de la silice.

La partie solide de la boue desséchée, puis lavée longuement à l'eau froide pour la débarrasser des dernières traces de sulfate de chaux qu'elle renferme, a été desséchée de nouveau et calcinée ; soumise à l'analyse, elle a présenté la composition suivante :

Silice	61,23
Alumine	25,41
Peroxyde de fer	0,92
Chaux	0,51
Magnésie	8,47
Potasse	1,33
Soude	0,41
	98,28

La coloration de la matière tient à la petite quantité de fer qu'elle renferme, et aussi à des corps organiques (feuilles d'arbres, poussière, etc, qui tombent accidentellement dans le gouffre.)

Les chiffres ci-dessus tracés montrent, si l'on compare la composition de la matière solide de la boue de Pedro Botelho à celle des rochers trachytiques du voisinage, que cette matière est plus riche en alumine et surtout en magnésie que la substance de la roche intacte, plus pauvre en silice, en fer, en alcalis et surtout en soude.

L'altérabilité inégale des éléments cristallins des roches volcaniques explique du reste parfaitement cette différence. Parmi ces éléments, les feldspaths cèdent à la longue à l'acide sulfurique une partie de leur silice et la majeure partie de leurs alcalis, et s'enrichissent par suite en alumine, tandis que le pyroxène, très magnésien, se laisse peu attaquer par l'acide sulfurique étendu.

SOURCE DE QUENTURAS

Cette source est située à l'ouest de l'établissement des bains. Á son orifice, elle présente une température de 48". Son débit est de 190 litres par minute. L'eau qui en provient se rend dans de grands réservoirs nouvellement construits, dont l'un récemment rempli, possédait, au mois d'août dernier, une température de 40°, tandis que dans un autre rempli depuis 4 jours, la température s'était abaissée à 27°. Un autre réservoir beaucoup plus petit, de construction ancienne, est traversé par des dégagements gazeux, et exhale une légère odeur d'acide sulfhydrique.

Ces traces d'hydrogène sulfuré résultent peut-être d'une réduction des sulfates de la source par les conferves développées dans le bassin et d'une décomposition consécutive des sulfures formés par l'acide carbonique qui abonde.

Le petites sources qui se montrent tout le long

du remblai, près du conduit couvert, sont certainement les analogues de la source principale de Quenturas, bien que leur température soit un peu plus élevée.

J'y ai constaté des températures allant de 50 à 55 degrés. De même que la source principale, elles déposent à l'air un sédiment ferrugineux.

L'eau de Quenturas est acidule. Elle précipite abondamment par le nitrate d'argent acidifié, se trouble avec le nitrate de baryte également acidifié, brunit le papier imprégné d'infusion de noix de galle, et ne noircit pas l'acétate de plomb.

Quatre litres du gaz qui se dégage sur l'une des petites sources ont donné un résidu de 18 cent. cubes non absorbable par la potasse et composé exclusivement d'oxygène et d'azote. Le gaz absorbé est de l'acide carbonique sans aucune trace d'acide sulfhydrique. En somme, le mélange gazeux qui se dégage à Quenturas, est composé comme il suit :

Acide carbonique..	995,5
Azote	4,1
Oxygène........ .	0,4
	1.000,»

Un litre d'eau de la source, soumis à l'ébullition, abandonne 200 centimètres cubes de gaz composé de :

Acide carbonique..	192,5
Azot	6,0
Oxygène........	1,5
	200,0

Ainsi le gaz dissous dans l'eau, bien qu'on le recucille mélangé d'une certaine quantité d'acide carbonique provenant de la décomposition des bicarbonates, se montre plus riche en azote et surtout en oxygène que le gaz qui se dégage spontanément de la source. Ce fait s'explique par le changement rapide qu'opère le contact de l'air atmosphérique sur la composition des gaz dissous, ou peut-être aussi par le mélange d'eaux douces superficielles et très aérées, avec l'eau minérale venant des profondeurs.

Un litre d'eau de la source de Quenturas abandonne à l'évaporation un résidu sec qui pèse 1g,014.

Données immédiates de l'analyse		Tableau interpretatif	
Acide carbonique	984	Bicarbonate de soude	956
Acide sulfurique	15	Bicarbonate de chaux	8
Acide chlorhydrique	69	Bicarbonate de fer	8
Silice	192	Sulfate de soude	26
Soude	469	Silice	192
Chaux	3	Chlorure de sodium	111
Peroxyde de fer	4		
	1736		1301

SOURCE DE L'AGUA AZEDA

Cette source située à l'est du monticule des caldeiras de Furnas, fournit une eau acidule douée d'une température de 16 degrés. Le débit de la source est de 57 litres par minute. L'eau précipite par le nitrate d'argent et se trouble par le nitrate de baryte acidifié. Elle ne noircit pas l'acétate de plomb, ne donne avec l'oxalate d'ammoniaque qu'un louche très léger et colore à peine le papier imprégné d'infusion de noix de galle.

Cette eau est éminemment gazeuse, bien qu'elle ne soit accompagnée d'aucun dégagement de gaz visible. Un litre de ce liquide soumis à l'ébullition abandonne 930 centimètres cubes d'un gaz composé de :

Acide carbonique..	890
Azote.............	35
Oxygène.........	5
	930

ou en centièmes

$$
\begin{array}{lr}
\text{Acide carbonique..} & 95,7 \\
\text{Azote} \ldots\ldots\ldots\ldots & 3,7 \\
\text{Oxygène} \ldots\ldots\ldots & 0,6 \\
\hline
& 100,0
\end{array}
$$

Un litre de cette eau évaporé laisse un résidu qui pèse 0g.334.

Données immédiates de l'analyse		Tableau interprétatif	
Acide carbonique........	57	Bicarbonate de soude	170
Acide sulfurique	24	Bicarbonate de chaux	10
Acide chlorhydrique	41	Bicarbonate de fer.......	8
Silice	91	Sulfate de soude........	40
Soude...	124	Sulfate de potasse.......	4
Potasse................	2	Chlorure de sodium	67
Chaux.................	4	Silice	91
Péroxyde de fer	4		
	347		390

SOURCES DE L'AGUA FRIA

Ces sources, situées près du pont, au milieu du village de Furnas, fournissent une quantité d'eau considérable; mais l'aménagement du terrain ne m'a pas permis d'en mesurer le débit. Ces sources sont froides ; comme celle de l'agua Azeda, elles possèdent une température d'environ 16 degrés. L'eau qui en découle est acidule, et abandonne à l'air un dépôt ferrugineux. Aucun dégagement gazeux notable ne paraît jaillir des orifices qui fournissent l'eau. Quelques bulles rares s'en échappent seulement de temps en temps. L'eau précipite par le nitrate d'argent, mais n'offre que des traces à peine appréciables de sulfates ; elle se trouble légèrement par l'oxalate d'ammoniaque, et noircit le papier imprégné d'infusion de noix de galle.

Un litre de cette eau soumis à l'évaporation laisse un résidu qui pèse 1g.068.

Données immédiates de l'analyse		Tableau interprétatif	
Acide carbonique	371	Bicarbonate de soude	1219
Acide sulfurique	traces	Bicarbonate de chaux	36
Acide clorhydrique	49	Bicarbonate de fer	20
Silice	90	Chlorure de sodium	80
Soude	549	Sulfates	traces
Chaux	14	Silice	90
Oxyde de fer	10	—	—
	1083		1445

SOURCES DE SANGUINHAL

(FURNAS)

Ces sources sont situées à l'extrémité du village
de Furnas, dans le lit même de la rivière qui traverse le village : elles fournissent une quantité tellement considérable d'eau qu'elles rendent l'eau de la
rivière notablement chaude. Elles alimentaient au-
trefois le petit établissement de bains connu sous
le nom de Santa Anna, qui a été enseveli, il y a
une trentaine d'années, sous des éboulements. Depuis cette époque, le lieu a cessé d'être fréquenté
par les baigneurs, bien qu'il fût très facile de les
utiliser de nouveau. Trois sources situées dans un
champ, sur le bord d'un sentier, ont présenté des
températures comprises entre 30 et 32 degrés ;
une quatrième, éloignée de celles-ci de quelques
mètres seulement, possédait une température de 38
degrés. Dans le lieu du dégagement principal, au
fond d'un ravin, une eau traversée par un dégagement extrêmement abondant d'acide carbonique

a offert une température de 36 degrés. Cette eau est acidule, dépose à l'air un sédiment ferrugineux, elle précipite par le nitrate d'argent acidifié, donne un léger trouble avec l'oxalate d'ammoniaque, noircit le papier imprégné d'infusion de noix de galle, mais louchit à peine avec le nitrate de baryte acidifié et ne noircit aucunement l'acétate de plomb.

Un litre de cette eau soumis à l'évaporation donne un résidu dont le poids est de 0g.543.

Données immédiates de l'analyse		Tableau interprétatif	
Acide carbonique	135	Bicarbonate de soude	412
Acide sulfurique	traces	Bicarbonate de chaux	41
Acide chlorhydrique	37	Bicarbonate de fer	44
Silice	140	Chlorure de sodium	60
Soude	204	Silice	140
Chaux	16	Sulfates	traces
Peroxyde de fer	22		
	554		697

L'eau de Sanguinhal et l'Agua Fria sont plus ferrugineuses et plus calcaires que l'eau de Quenturas. Elles représentent un type d'eau acidule plus accentué, et ce qui confirme encore une telle manière de voir, c'est l'absence dans ces eaux de la potasse et des sulfatés, dont il reste encore une petite quantité dans l'eau de Quenturas. L'éloignement plus grand de ces sources du foyer volcanique dont les caldeiras de Furnas semblent être le centre, peut servir à expliquer cette particularité.

EAU DOUCE DE L'HÔPITAL

L'étude de cette eau m'a paru intéressante à un double point de vue : 1º parce qu'il est toujours utile de connaître la composition d'une eau utilisée comme boisson journalière dans un établissement hospitalier, fréquenté par un grand nombre de personnes que l'état chancelant de leur santé rend plus sensibles à l'action des substances servant à l'alimentation : 2° parce qu'il était curieux au point de vue géologique de comparer la composition d'eaux minérales volcaniques de provenance souterraine avec celle d'une eau douce, ayant filtré et circulé au milieu et à la surface de scories et de laves.

L'eau de l'hôpital présentait, au mois d'août dernier, une température de 15°5, la température de l'air au milieu de la journée étant de 19°.

Cette eau possède une réaction alcaline prononcée : elle précipite par le nitrate d'argent acidifié ; mais elle ne se trouble ni par le nitrate de baryte acidifié, ni par l'oxalate d'ammoniaque. Elle ne noircit pas le papier à acétate de plomb, ni le papier imprégné d'infusion de noix de galle.

Un litre de cette eau soumis à l'ébullition abandonne 22 centimètres cubes d'un mélange gazeux composé de :

Acide carbonique.......	54,5
Azote.................	31,9
Oxygène	13,6
	100,0

Un litre d'eau évaporé donne un résidu pesant 0g.137.

Données immédiates de l'analyse		Tableau interprétatif	
Acide carbonique..........	17	Carbonate de soude........	40
Acide sulfurique..........	1	Sulfate de soude	2
Acide chlorhydrique........	45	Chlorure de sodium........	75
Silice.................	20	Silice.................	20
Soude :...............	63		
	146		137

Il suffit de jeter un coup d'œil sur les tableaux précédents pour être frappé de la très grande analogie de composition qui existe entre l'eau douce de l'hôpital de Furnas et l'eau minérale alcaline des principales caldeiras de cette localité. L'eau de la Caldeira grande peut donc, tout aussi bien que l'eau douce, devoir en grande partie les principes salins qu'elle renferme au lavage des roches qu'elle a rencontrées sur son parcours.

SOURCES DES CALDEIRAS DU LAC DE FURNAS

Ces sources jaillissent à l'extrémité nord du lac de Furnas, au pied des grands escarpements du pic de fer. En ce point, un espace d'une étendue d'un demi hectare environ est le siége de dégagements multipliés de gaz et de vapeurs à une haute température. La quantité d'eau, qui sort en même temps que les gaz est peu abondante, et le terrain serait bientôt débarrassé des flaques d'eau bouillante qui le couvrent, si l'on détournait le cours d'un ruisseau d'eau douce qui descend de la grande cascade voisine et alimente les bassins.

Ce ruisseau, abondant en hiver, fournit à peine en été une quantité d'eau suffisante pour compenser la perte que les flaques d'eau bouillante subissent par évaporation. On a donc là de petites nappes d'eau très circonscrites, traversées par un afflux extrêmement abondant de gaz chaud, et largement aérées.

5

Dès lors il n'est pas étonnant que l'hydrogène sulfuré s'y transforme en acide sulfurique, comme nous l'avons constaté pour la Caldeira de Pedro Botelho.

La composition de l'eau des sources du lac de Furnas doit, d'après ce qui vient d'être dit, varier considérablement d'une saison à l'autre. L'analyse dont les chiffres sont tracés ci-dessus représente donc seulement un état particulier de composition des eaux de ces sources.

L'eau analysée est acide : elle précipite par le nitrate d'argent et par le nitrate de baryte acidifiés. Elle noircit le papier à acétate de plomb. Un litre de cette eau évaporé laisse un résidu qui pèse $0^g,278$.

Données immédiates de l'analyse		Tableau interprétatif	
Acide sulfurique	56	Sulfate de soude	85
Acide chlorhydrique	59	Sulfate de potasse	6
Silice	95	Chlorure de sodium	79
Soude	79	Sulfate de chaux	9
Potasse	3	Oxyde de fer	4
Chaux	4	Acide chlorhydrique	10
Péroxyde de fer	4	Silice	95
	300		288

SOURCE DE LA CALDEIRA VELHA

(RIBEIRA GRANDE)

Il existe près de Ribeira Grande deux localités, où ont lieu des dégagements chauds de gaz et de vapeurs, bouillonnant au milieu de bassins naturels ou artificiels.

La plus importante de ces deux localités au point de vue qui nous occupe, est un petit vallon orné de jardins touffus et de charmantes maisons. On a ménagé, autour des évents gazeux, de grands bassins murés dans lesquels on fait arriver de l'eau douce d'un ruisseau voisin. L'introduction de l'eau douce est indispensable pour obtenir la quantité de liquide nécessaire à l'alimentation des baignoires ; mais elle a l'inconvénient de détruire complétement la fixité de composition de la petite quantité d'eau qui jaillit avec les gaz.

La détermination de la température des évents naturels et l'analyse qualitative de l'eau des bassins sont les seules données positives que l'on doive en ce cas chercher à obtenir.

Le plus petit des deux bassins offre deux foyers principaux d'émanations ; l'un au nord, qui possède une température de 87°5 : l'autre à l'est, doué d'une température de 95 degrés. Une petite source ferrugineuse voisine offre une température de 50 degrés. Quant au grand bassin, il venait d'être rempli d'eau douce, quand je l'ai visité : je n'ai donc pu déterminer la température des évents qui y débouchent. J'ai pu seulement constater que l'eau y était alcaline, sulfurée, et qu'elle précipitait par le nitrate d'argent acidifié. L'eau du petit bassin était beaucoup plus concentrée, le bassin étant presque vide ; elle nous a offert les réactions suivantes : elle est alcaline, précipite abondamment par le nitrate d'argent acidifié, se trouble légèrement avec le nitrate de baryte également acidifié, et noircit le papier à acétate de plomb.

La seconde localité, désignée sous le nom de Caldeira Velha, se trouve dans une gorge sauvage, au pied d'un volumineux rocher trachytique fortement altéré. Le dégagement de gaz et de vapeurs brûlantes s'opère au milieu d'un petit bassin, clos par du gazon soutenu de fascines.

Tout près de là, coule un ruisseau, dont l'eau peut être amenée dans le bassin. Il est probable que l'arrivée de l'eau minérale n'a lieu qu'en très petite quantité et que les gens du pays la font, de temps en temps, affluer du ruisseau dans le petit bassin, où elle se concentre et se charge des matières salines et des gaz solubles de la source.

Á cause du peu d'étendue du petit bassin, il est certain qu'au bout de quelques heures, l'eau qui y est contenue se trouve sensiblement identique à ce qu'elle aurait été, si elle n'avait pas été mélangée d'eau douce. E elle est la raison qui m'a engagé à en faire l'analyse. L'eau y était à la température de 97 degrés : un litre de cette eau soumis à l'évaporation laisse un résidu qui pèse 1^g,115.

Données immédiates de l'analyse		Tableau interprétatif	
Acide sulfurique (SO^3) . . .	976	Sulfate de soude	155
Acide chlorhydrique . . .	10	Sulfate de protoxyde de fer .	610
Soude	67	Silice	350
Peroxyde de fer	321	Acide sulfurique (SO^4II) . .	680
Acide sulfhydrique	3	Acide chlorhydrique . . .	10
		Acide sulfhydrique	3
	1.377		1.808

Cette source est remarquable par la quantité relativement très considérable d'acide sulfurique libre qu'elle possède. Elle peut être regardée comme un type de ces eaux acides, qui découlent des
volcans et dout Mr. Boussingault avait déjà signalé
un exemple si frappant dans le Riovinagre. Je ne
reviendrai pas sur l'explication que j'ai donnée précédemment du mode de production de l'acidité de
ces eaux. Cette explication s'applique parfaitement
au cas de la Caldeira Velha.

La forte proportion de sulfate de fer, que l'on
observe dans l'eau de cette source, est plus étonnante encore. Toutefois, en présence des matériaux
divers apportés pour clore le petit bassin, je n'ose
affirmer que l'oxyde de fer de ce sulfate soit entièrement d'origine souterraine. Bien qu'aucun des
objets faisant partie de la clôture du bassin ne
m'ait paru de nature à avoir abandonné du fer, je
n'ose absolument affirmer l'impossibilité du fait. Je
considère la démolition des parois artificielles du
petit bassin comme nécessaire pour qu'on puisse
trancher la question.

Quoi qu'il en soit, je ferai remarquer que, malgré sa grande acidité, l'eau de la Caldeira est fréquemment employée en bains, et qu'elle paraît produire dans certaines maladies, des effets salutaires tout particuliers, sans offrir jamais d'inconvénients. Il existe à San Miguel une dame âgée, qui, depuis sa jeunesse, vient chaque année à Ribeira Grande, tout exprès pour prendre des bains de la Caldeira Velha, après avoir vainement essayé de toutes les autres eaux minérales de l'île. La composition toute spéciale de cette eau justifie évidemment ce que ce choix pouvait paraître offrir de singulier.

SOURCE DE LADEIRA DA VELHA

L'eau de cette source jaillit des fissures d'un rocher sur la côte nord de l'île de San Miguel. Elle rougit la teinture de tournesol, précipite par le nitrate d'argent acidifié et est très chargée d'acide carbonique libre. Elle ne précipite pas par le nitrate de baryte. Sa température est d'environ 30 degrés ; mais je n'ai pu l'évaluer exactement, le rocher d'où l'eau sort étant, au moment où je l'ai recueillie, échauffé par un soleil brûlant. Je n'ai pu non plus, à cause de la disposition de la source, en évaluer le débit. Cette eau n'est pas beaucoup plus chargée de sels que l'eau douce de Furnas ; un litre évaporé donne un résidu pesant $0^g,141$.

Données immédiates de l'analyse		Tableau interprétatif	
Acide chlorhydrique	74	Chlorure de sodium	120
Soude	63	Acide chlorhydrique	2
Silice	21	Acide sulfhydrique	traces
Acide sulfhydrique	traces	Silice	21
	158		143

La quantité d'acide chlorhydrique dont j'ai reconnu l'existence dans cettè eau, est tellement faible, que je n'ose véritablement attacher quelque importance à la présence de cet acide libre. Ce fait n'a cependant rien d'étonnant, si l'on songe que l'acide chlorhydrique est un des gaz volcaniques les plus fréquents, et que son maintien à l'état libre dans l'eau de Ladeira da Velha s'explique naturellement par sa grande dilution.

SOURCES DE MOSTEIROS ET DE PONTA FERRARIA

Ces sources sont chaque jour couvertes par la mer, et celle de Mosteiros n'est découverte que dans les fortes marées : et encore, à condition que le vent ne vienne pas de l'ouest. Il en résulte que leurs eaux sont toujours mélangées d'eau de mer et en quantités tellement variables que l'analyse quantitative que l'on en ferait, représenterait seulement la composition de l'eau en question dans un moment déterminé. On doit donc se borner à l'analyse quantitative, qui fait retrouver dans ces eaux mélangées, les éléments de l'eau de mer, et qui apprend en outre qu'elles sont sulfurées, alcalines et siliceuses. Elles sont peu gazeuses et ne sont, en tous cas, traversées par aucun dégagement de gaz. Elles ont donc la composition d'un mélange d'eau de mer avec une eau minérale alcaline comme celle de la Caldeira Grande de Furnas.

Si l'on compare les eaux de San Miguel avec les

eaux minérales de l'Europe, on reconnaît qu'elles en représentent plusieurs des variétés les plus employées en thérapeutique, mais avec des caractères généralement moins tranchés. Le carbonate de soude domine dans quelques-unes, comme dans les eaux alcalines les plus renommées de l'ancien continent ; le chlorure de sodium se rencontre dans la plupart ; le sulfate de soude est abondant dans certaines d'entre elles ; beaucoup sont sulfurées, presque toutes riches en silice ou en silicate de soude ; plusieurs sont ferrugineuses, mais elles ne sont, ni aussi alcalines que les principales eaux du centre de la France, ni aussi sulfurées que les eaux des Pyrénées, ni aussi sulfatées sodiques que l'eau d'Epsom, ni aussi chlorurées que la plupart des eaux des régions satifères, ni aussi ferrugineuses qu'un très grand nombre d'eaux de cette catégorie ; et néanmoins, elles sont assez chargées des principes salins de toutes ces eaux pour occuper un rang important dans la classification de celles-ci.

Le vallon peu étendu de Furnas offre des exemples d'eaux alcalines, chlorurées, sulfatées, sodiques, sulfurées ou ferrugineuses, à des températures et à des degrés de concentration très divers. On y trouve en outre des eaux acides, dont l'étude est à faire au point de vue médical, mais dont l'action énergique sur l'économie n'est pas douteuse.

La douceur et la pureté du climat des Açores, la beauté pittoresque des lieux où sourdent les eaux minérales, la facilité de plus en plus grande des communications, l'installation très confortable de l'établissement des bains, la vie à bon marché que l'on mène à Furnas, assurent dans l'avenir, à cette station, une prospérité certaine.

Cependant, pour assurer l'emploi efficace des eaux, quelques perfectionnements dans l'aménagement seraient nécessaires.

Ainsi des changements devraient être apportés dans la disposition des tuyaux, afin d'empêcher la déperdition des gaz et surtout l'altération de l'hydrogène sulfuré ou du bicarbonate de fer. Les canaux de conduit devraient être hermétiquement couverts et l'eau y couler à plein tuyau.

Il y aurait lieu de profiter de la haute température de certaines sources pour organiser des salles d'aspiration. On pourrait aussi utiliser les gaz eux-mêmes et introduire les malades dans les pièces remplies d'acide carbonique et d'hydrogène sulfuré gazeux, en prenant les dispositions nécessaires pour garantir le jeu régulier de la respiration des personnes soumises à ce traitement.

Enfin, l'eau de la rivière qui circule près du bâtiment des bains pourrait être avantageusement employée pour l'installation d'un service hydrothérapique, qui complèterait l'organisation de l'établissement aujourd'hui fondé.

Qu'il me soit permis, en terminant ce mémoire, de rappeler le souvenir d'un savant distingué, Mousinho d'Albuquerque, qui a fait l'examen des eaux de Furnas, à une époque où la chimie analytique était encore peu avancée, et qui néanmoins, a fourni des données précieuses sur la composition des eaux étudiées par lui. Puisse mon travail compléter dignement l'œuvre qu'il avait commencée !

F. Fouqué.

RAPPORT

Des observations faites sur les eaux minérales de Furnas, tant à l'égard de leur composition chimique, que de leur action sur l'organisme.

PAR LE

DIRECTEUR DE LA STATION MÉDICALE DE LA VALLÉE DE FURNAS

PHILOMENE DA CAMARA MELLO CABRAL

A l'île de San Miguel, ayant été reconnu, depuis longtemps, la necessité impérieuse de faire connaître scientifiquement les eaux minérales de Furnas, pour que, à l'avenir, les médecins puissent les indiquer rationellement à leurs malades, la **Junta Geral du District.** dans sa séance de l'année **1870,** a créé le poste de Directeur de la station médicale de la vallée de Furnas, imposant au médecin nommé, l'obligation de présenter chaque année, une étude de ces eaux, tant pour ce qui regarde leur composition chimique, que leur action sur l'organisme.

Pour que la Junta pût apprécier l'importance des travaux faits chaque année par le Directeur de la station médicale, il lui a été imposé l'obligation de présenter dans un rapport la synthèse de ses observations, pendant les six mois de résidence dans ce lieu.

Le présent rapport a pour but de montrer la manière dont j'ai accompli ma mission, devant, cependant, déclarer que je trouve mon travail si incomplet et si imparfait que je ne puis me passer de dire quelques mots de justification, si je puis l'obtenir. L'analyse chimique, que tous croient si nécessaire, dont je suis aussi le premier à reconnaître l'importance, n'a pu être commencée, non seulement parce que les appareils et les réactifs nécessaires pour le faire m'ont manqué, étant déjà tard pour les exiger, quand je suis venu prendre possession de ma charge, — mais aussi parce que j'ai appris qu'à la prochaine saison, viendra un chimiste français faire ce travail. — Je me suis décidé, donc, à attendre l'arrivée de cet illustre savant, pour apprendre avec une personne compétente ce que une très longue pratique seule m'enseignerait, et aussi parce que je suis tout-à-fait convaincu que les assertions d'un chimiste expérimenté méritent plus de confiance que celles d'un médecin, qui, seulement par incident, s'occupe d'analyse chimique.

Celle-ci est la plus grande faute commise dans l'accomplissement des devoirs qui m'ont été imposés par la Junta Geral du District, faute que j'ai tâché de justifier par les raisons ci-dessus exposées, qui, je l'espère, seront dûment appréciées.

En ce qui regarde l'observation chimique, j'ai fait, de ce côté, le plus que je pouvais, faire. J'ai étudié attentivement les malades, m'efforçant de tirer les diagnostiques avec toute la rigueur scientifique, et de consigner toutes les phases que présentaient les maladies, sous l'action de chacune des espèces d'eaux minérales qu'on trouve ici.

De chaque malade j'ai fait une histoire minutieuse, que je garde, pour me rapporter avec exactitude à certains cas, que je crois les plus remarquables et les plus importants pour la démonstration de la valeur thérapeutique des eaux minérales de la vallée de Furnas.

J'ai été religieusement scrupuleux pour établir la statistique, ne mettant pas en ligne de compte des guéris ou des améliorés que ceux des malades qui, sous tous les points de vue, étaient dans ces circonstances.

Les conclusions générales que je formule en me rapportant à chaque qualité de bains, sont de peu d'importance, et ne présentent rien de nouveau, comme on devait s'y attendre, vu le peu de temps d'observation : mais j'ai profité beaucoup de la lecture de quelques-uns des rapports écrits par mes illustres collègues, qui, les années précedentes, ont exercé la charge de Directeurs de la station médicale de la vallée de Furnas. Mon rapport n'est donc pas le premier travail présenté sur le sujet dont je vais m'occuper. Il y a plusieurs années que l'administration de la Miséricorde de Ponta Delgada fait des frais pour le maintien d'un petit hôpital, construit dans cette vallée par la philantropie des habitants de San Miguel, dont la clinique a été dirigée par des médecins, qui se sont généreusement chargés d'une tâche si difficile. Ces rapports contiennent le résultat d'une observation clinique régulière, commencée em 1862, dix ans après que le susdit hôpital a été construit, et continuée jusqu'aujourdh'ui, presque sans interruption, observation qui a été précédée d'une analyse chimique, faite par mr. Luiz Mousinho d'Albuquerque, nommé à cet effet en 1826, accompagné de son préparateur Mr. Ignacio Pitta de Castro Menezes.

J'ai donc sous les yeux le travail de plusieurs médecins, et de deux chimistes remarquables, et cependant les personnes éclairées de cette île disent qu'il est nécessaire d'analyser chimiquement les eaux minérales de Furnas, qu'il est indispensable d'étudier leur action sur l'organisme, si peu connue jusq'aujourdh'ui. On indique généralement, comme cause de ce manque absolu de résultat :

1.°— l'imperfection de l'analyse de mr. Mousinho ;

2.°— le fait du changement, chaque année, de médecin pour le service médical de Furnas, et quelquefois de deux ou trois dans la même saison, d'où il est résulté qu'aucun d'eux n'a pu observer un nombre suffisant de cas des différentes affections guérissables par les eaux minérales de Furnas, pour pouvoir en tirer une conclusion solidement établie. Quelqu'un est encore d'opinion que l'observation clinique quelque régulière qu'elle soit, ne pourra jamais être profitable, tant qu'elle ne sera pas précédée d'une analyse chimique rigoureuse, qui lui serve de base pour ses indications thérapeutiques.

La Junta Geral du District, en accordant une gratification, qui garantisse la permanence d'un même médecin dans la vallée de Furnas, et en lui imposant l'obligation d'en analyser les eaux minérales, a voulu porter remède à tous ces inconvénients. Si la mesure a été bien prise, l'avenir en décidera ; mais on doit cependant noter que le bon résultat dépend de la bonne ou mauvaise application du médecin qui se chargera de ce travail.

Avant d'aller plus loin, je désire aussi exposer mon opinion sur l'importance de l'observation clinique et de l'analyse chimique, et du rapport mutuel qui existe entre ces deux ordres de travaux.

Pour ma part, je suis entièrement convaincu que la première condition pour que les eaux minérales de Furnas acquièrent la réputation qu'elles méritent, c'est d'être parfaitement connues dans leur

composition chimique. Si un médecin quelconque
a l'idée de vouloir préconiser les effets thérapeutiques de quelques sources inconnues, les hommes
de l'art lui demanderont naturellement : quelle est
leur composition ? Et si celle-ci n'est pas connue,
nous aurons toujours la méfiance que naturellement
nous avons pour les *remèdes secrets*, que tous les
jours nous voyons annoncés dans presque tous les
journaux, comme de véritables panacées. Par suite
de cette considération, je trouve nécessaire une
autre analyse chimique des eaux de Furnas, puisque tous croient incomplète celle de mr. Mousinho ;
mais si on me demande si la nouvelle analyse
peut ajouter quelque chose à ce que nous savons
dèjà à propos des usages médicinaux de ces eaux,
je répondrai : non. En effet, tous les hydrologues
sont d'accord en ce que la composition chimique
des eaux n'explique pas dans la plupart des cas
tous leurs usages thérapeutiques. Souvent la proportion minime de leurs principes minéralisateurs,
les propriétés très peu énergiques de leurs éléments
forcent à rechercher, quand on connaît que certaines eaux sont réellement efficaces, si par hasard
leur action peut être due à la température, à
l'association des composants découverts par l'analyse, à leur extrême division, et même, jusqu'à
un certain point, à leurs proportions en quelque
sorte homéopathiques, ou, finalement, si on pourrait l'attribuer à une vie propre des eaux connues,
par exemple, un état électrique. Pour confirmer
cette assertion, déduite de l'étude médicale des
eaux minérales, dont la composition chimique est
bien connue, et dont les résultats thérapeutiques
se montrent si inespérés, il suffit de rappeler ce
qui arrive avec les eaux minérales artificielles. On
compose une eau avec tous les éléments découverts par l'analyse dans une certaine source déter-

minée, on imite celle-ci avec la plus grande rigueur-
tant dans la quantité que dans la qualité de ses
éléments, et on reconnaît toujours que les propriétés thérapeutiques du modèle ne parviennent
jamais à être ni parfaitement, ni même approxima-
tivement reproduites.

Il est cependant nécessaire que nous rendions
justice à notre illustre chimiste. Son analyse n'est
pas si imparfaite qu'on le dit partout, et, si, sous
le point de vue de la chimie, elle n'est pas rigoureuse, elle est toutefois sufisante pour les indications thérapeutiques. Je donnerai une preuve telle
quelle de mon assertion. Mr. Mousinho a réduit à
deux espèces les eaux minérales de Furnas, comme
on peut le voir dans la phrase suivante, extraite
de ses observations sur l'île de San Miguel.

«Toutes les eaux qui jaillissent dans cette solfatare et dans les autres sources d'eaux minérales
voisines, nous trouvons qu'elles se réduisent à deux
uniques espèces, qui sont : les eaux salines chaudes, dont nous avons fait marquer la principale
source, appelée dans le pays, la Caldeira Grande,
avec le n.º 2 ; et les eaux acidulées froides aux-
quelles nous avons mis le n.º 1 sur la source la plus
importante.»

Plus bas, l'auteur assigne la composition suivante
à ces deux espèces d'eaux.

Eau n.º 2, nommée dans le pays — Agua da Caldeira grande.

Composition sur 1000 parties

Silice et alumine........ ..   0,248
Sulfate de soude..........   0,187
Hydro-Chlorate de soude....   0,937
Sous-carbonate de soude....   1,072

Vestiges de matière organique.

Eau n.º 1, nommée dans le pays — Agua Azeda.

Composition sur 1000 parties

Acide carbonique libre... un volume égal à celui de l'eau.

Carbonate de fer........... 0,007
Carbonate de chaux........ 0,038
Carbonate de soude........ 0,016
Hydro-chlorate de soude.... 0,048

Vestiges de matière organique.

En comparant la compositon de l'eau de la Caldeira Grande à celle de toutes ses congénères, on voit qu'elle est très semblable à celles qui sont les plus renommées entre les eaux salines connues en Europe, comme par exemple, les eaux salines de Plombières et de Bains (Vosges), de Luxeuil (Haute Saône), de Bourbon Lancy (Saône et Loire), Chaudes Aigues (Cantal), de Bagnères, Ador (Hautes Pyrénées), de Veris (Allier), etc., etc.

Toutes ces eaux sont conseillées en plusieurs cas de phlegmasies chroniques, dans les maladies lymphatiques, dermatoses, névroses, dégénérescences organiques, irritations chroniques de la vessie, rhumatismes rebelles, fausses ankyloses, douleurs à la suite de blessures anciennes, et finalement dans les paralysies. Voici une infinité d'indications que l'on peut immédiatement déduire de l'analyse de mr. Mousinho, et qui ont seulement besoin d'être confirmées par la pratique médicale.

Les eaux acidulées de Furnas ont, selon la même analyse, une composition très semblable à celles de Seltz, de Pougues et de Chateldon. Ces eaux sont fréquemment prescrites pour stimuler légèrement l'appareil digestif, pour combattre d'anciennes gastrites indolentes, et toutes les affections qui proviennent de l'atonie des organes digestifs. Elles sont également très bonnes pour les cas d'hypocondrie, ménorrhées, affections calculeuses, et dans les obstructions du foie. Les eaux thermales de cette classe sont employées en bains pour les maladies de peau, affections astliritiques et rhumatismales, dans les tumeurs blanches et plusieurs autres affections de caractère atonique.

A Furnas, il existe des eaux acidulées froides et chaudes, plus ou moins riches en acide carbonique, selon le trajet plus ou moins long qu'elles parcourent exposées à l'air libre. Les unes et les autres ont un usage, simultanément interne et externe ; — intérieurement, on en fait usage toutes pures comme elles sortent de la source ; extérieurement, elles ne sont appliquées que mêlées aux eaux salines, à l'exception de deux uniques bains appartenant à la chambre municipale de Povoação appelés bains ferrugineux, dans lesquels on les emploie libres de mélange.

Si les eaux acidulées de Furnas peuvent avoir toutes les applications que la théorie indique, cela pourra seulement être décidé quand la longue pratique d'un médecin éclairé viendra élucider ce point purement pratique.

D'un autre côté, et en admettant que l'on fasse une rigoureuse analyse des eaux minérales de Furnas, c'est seulement par analogie que nous pourrons conclure des effets d'autres sources connues chimiquement et médicalment, à l'égard des résultats de celles-ci ; de même qu'en ayant imité autant qu'on le peut, une certaine eau naturelle, dans sa composition chimique, on ne parvient jamais à reproduire ses propriétés thérapeutiques, de même aussi après avoir démontré que deux eaux naturelles ont une semblable composition, nous ne pouvons jamais conclure absolument des effets de l'une par ceux de l'autre.

Je suis arrivé, donc, dans cette discussion au point capital, que je tiens beaucoup à rendre évident. L'analyse chimique des eaux minérales de Furnas, quoique imparfaite, existe : les applications thérapeutiques qu'on peut retirer de ce travail sont innombrables ; il manque seulement l'observation chimique pour les confirmer.

Pour compléter ma démonstration, je fais une grande concession, qui, peut-être, n'ira pas loin de la réalité. En supposant qu'une analyse plus rigoureuse que celle de M. Mousinho vienne démontrer que l'eau de la *Caldeira Grande* et ses analogues ne doivent pas être classifiées dans le groupe des eaux salines thermales excitantes, mais bien dans la classe des eaux minérales sulfureuses, parce que dans ces sources on trouve l'acide sulphydrique ou le sulphydrate de soude, et peut-être l'acide carbonique libre, l'analyse de M. Mousinho est chimiquement très fausse, mais que gagne la thérapeutique à ce changement de nom ? Rien quant à moi ; et si quelqu'un veut la confirmation entière de ma manière de voir, qu'il consulte les livres de matière médicale ou bien les hydrologistes, et il y trouvera les sources des deux classes conseillées dans des affections identiques.

Je termine cette courte discussion, en résumant ma pensée dans les termes suivants: Pour étudier l'action des eaux minérales de Furnas sur l'organisme, une analyse chimique, plus rigoureuse que celle de M. Mousinho, d'ailleurs féconde en déductions thérapeutiques, n'est pas absolument nécessaire, mais bien une observation chimique régulière. Je trouve cependant à propos une autre analyse, non pas autant pour nous révéler dans ces eaux de nouvelles propriétés médicinales, jusqu'aujurd'hui inconnues, que pour confirmer à l'étranger le résultat des statistiques.

On observe à Furnas un fait digne de remarque, qui donne une nouvelle démonstration à l'idée que je viens de consigner dans les lignes précédentes. L'analyse chimique classifie les eaux de Furnas en deux espèces différentes, ayant chacune des propriétés particulières, que la théorie indique, et que la pratique a confirmées; — mais le mélange permanent ou accidentel de ces eaux révèle des propriétés remarquables qui, quoique confusément précisées et mal observées, comme dit M. Mousinho, sont cependant réelles, grandement importantes en thérapeutique, et tout-à-fait étrangères à toutes les prévisions de la théorie. Je pourrais déjà citer ici quelques exemples remarquables, observés dans ma courte pratique, mais je les garde pour quand je m'occuperai des malades que j'ai eus à ma charge à l'hôpital.

M. Mousinho dit que les propriétés des eaux thermales de Furnas sont seulement connues des gens de la localité ; et, en verité, c'etait bien ainsi à l'époque où il s'est trouvé ici ; mais à présent heureusement, grâces aux travaux de divers médecins, nous avons des connaissances plus précises sur ces propriétés.

Mais la verité est que la tradition populaire, en transmettant d'une année à l'autre le récit de guérisons miraculeuses, obtenues par l'usage tant interne qu'externe des eaux minérales de Furnas, a fait plus que les travaux scientifiques de M. Mousinho. Depuis le commencement de ce siècle, cette narration amène à cette vallée un nombre considérable de baigneurs, nombre qui a atteint de grandes proportions dans ces douze dernières années. Ce ne sont pas seulement les habitants de cette île, qui viennent se traiter par les eaux thermales de Furnas, ce sont aussi des Américains, des Anglais et les habitants du continent Portugais, qui viennent attirés par les nouvelles qu'ils reçoivent directement des habitants de cette île, dans les relations continuelles que San Miguel entretient avec la métropole, l'Angleterre et l'Amérique. Ce concours doit augmenter encore à l'avenir, quand on aura une connaissance scientifiquement établie des effets thérapeutiques de ces eaux, et quand le nouvel établissement de bains sera complètement achevé.

Nous devons, cependant, regretter que l'endroit de la nouvelle résidence pour tant de monde, offre si peu de commodité, lorsque de tant de conditions hygiéniques sont nécessaires dans un endroit où on va prendre des bains.

Les maisons qui composent la presque totalité du village sont mal bâties, d'apparence triste, séparées les unes des autres, sans goût, sans ordre ni symétrie, selon le caprice de chacun.

La population de Furnas s'accroît dans une progression rapide, puisque le nombre des naissances est dans la proportion de cent pour cinquante décès : le nombre des ménages augmente proportionnellement, et nous voyons ce village, qui est fréquenté par beaucoup de personnes riches et de bon goût, devenir chaque fois plus grand, mais toujours irrégulier, triste et peu propre. Il est même à craindre que cet étroit bassin, où le village est placé, entouré de hautes montagnes, taillées presque verticalement sur son fond, et par cette raison-là très peu aéré, devienne un jour insalubre par le manque de méthode et de commodité dans la construction des maisons. Ayant égard à la pauvreté, à l'ignorance et au manque de bon goût des habitants de Furnas, qui, en général, n'ont rien vu au-delà de l'étroit circuit de montagnes qui les entourent de tous les côtés, je ne connais pas le moyen de sortir de ce regrettable état de choses, si la municipalité de Povoação n'oblige pas tous les propriétaires à suivre, pour le choix de l'emplacement pour leurs demeures, un certain plan général d'alignement des rues, présenté par un ingénieur, qui, tout d'abord, ait été chargé de lever le plan général de l'endroit. C'est le seul moyen de parvenir à avoir à Furnas un village régulier, avec des rues larges et bien aérées.

Il serait aussi bien à désirer que les riches propriétaires de San Miguel, qui viennent passer, chaque année, quelque temps à Furnas, choisissent des modèles de petites maisons élégantes et adaptées à la localité, et les fissent exécuter, par les habitants, enles aidant, quand ces constructions amèneraient une augmentation de dépenses sur celles que demanderait la construction ordinairement suivie dans les taudis de nos petits villages. Cette contribution spontanée ne pourrait durer longtemps, parce que, dans ces choses, le principal est de donner la première impulsion. L'éducation des facultés de l'homme se fait très souvent par une espèce de contagion : chacun suit l'exemple de son voisin.

Je suis convaincu qu'au bout de dix ans, tout au plus, tous, de leur propre impulsion et sans aucune aide, imiteraient le modèle des constructions faites.

Ce qui est très nécessaire, c'est qu'il y ait de la bonne volonté de la part de tous pour cette œuvre vraiment patriotique. Si la vallée de Furnas, si remarquable par la richesse de ses eaux minérales pouvait un jour se recommander par la beauté et l'élégance de ses constructions, ce serait une merveille de tel ordre, qu'elle seule suffirait pour rendre célèbre l'île de San Miguel.

J'espère que le patriotisme et l'intelligence éclairée de mes compatriotes qui le peuvent, se tourneront vers cette idée, que j'ai à peine esquissée dans ses traits les plus généraux.

Finalement, un des moyens qu'il y a d'améliorer les conditions de ce village dépend encore de l'initiative particulière. Il me semble que l'édification d'une espèce de quartier dans la Vallée de Furnas, composé d'habitations élégantes et appropriées pour la residence des baigneurs, serait une entreprise très profitable. Des entreprises analogues ont été organisées en Portugal, sur les plages, par les propres baigneurs, comme, par exemple, à Figueira da Foz, et, à ce que je crois, avec un très heureux résultat.

Si quelqu'un a l'idée de réaliser ce projet, le meilleur endroit pour l'emplacement du nouveau quartier, selon mon opinion, et d'accord avec celle de mon illustre collègue le Docteur Jose Pereira Botelho, est le penchant de la petite colline, qui suit la rive sud de la rivière, depuis les approches du nouvel établissement des bains jusqu'à la propriété du Vicomte da Praia.

Je ne puis m'arrêter plus longtemps sur [des indications de ce genre, quoiqu'elles aient un rapport immédiat avec l'objet de ce mémoire, parce que je désire entrer dans l'analyse de la statistique que j'ai pu organiser, but principal de mon travail, désirant avant cela dire quelque chose à l'égard de l'hôpital et de la maison de bains.

Après l'analyse chimique, aucune autre chose n'a autant d'importance pour la parfaite connaissance de l'action médicinale des eaux thermales de Furnas, que la conclusion du nouvel établissement des bains d'eau thermale.—Une infinité de ressources, que la thérapeutique retire de la manière dont on applique les eaux minérales, ne peut être obtenue faute d'une maison appropriée.—Ainsi, par exemple, les inhalations de nos eaux salines excitantes, qui doivent donner un si bon résultat dans le traitement des inflammations chroniques du larynx et des bronches, ne peuvent être employées, tant qu'il n'y aura pas une salle où on puisse introduire l'eau, divisée en de très petites parcelles par le moyen d'un pulvérisateur.

Cette autre méthode hydro-thérapique, qui consiste dans l'emploi alterné de bains chauds ou de vapeur, et de bains froids, a besoin également de baignoires et de chambres construites exprès.

C'est avec bien du regret que j'ai vu que cette année, dans le budget pour les dépenses à faire dans le District pour les travaux publics, on a à peine destiné la somme insignifiante de 800$000 reis (à peu près 4:000 francs), pour l'établissement des bains de Furnas. La conséquence inévitable de cette misère est ce que nous voyons à présent; l'édifice a été complètement abandonné.

Il est bien triste, en vérité, de voir ainsi abandonné un établissement, qui deviendrait un des plus remarquables de l'Europe, attendu la grande variété d'eaux minérales que nous possédons.

Je prie instamment Son Excellence le Gouverneur civil, les dignes membres de la Junta Geral du District, et finalement tous les habitants de cette île de San Miguel, qui par leurs positions et leurs emplois publics peuvent avoir quelque direction sur cette affaire, qu'ils fassent tous leurs efforts pour faire achever un édifice qui promet d'être une source intarissable de bienfaits pour l'humanité malade, et de richesses pour cette île. Le très juste effort de tant de personnes réussira un jour à être écouté.

Par rapport à la construction de la maison, je ne puis rien dire, parce qu'elle est à la charge d'un ingénieur intelligent, mais comme, en géneral, on ne connaît pas l'analyse de Mr. Mousinho, je dirai que cet illustre chimiste remarque la propriété, qu'ont les eaux salines de Furnas de se décomposer facilement, en perdant leur odeur sulphureuse très prononcée, et en contractant avec le temps une odeur très forte de putréfaction. Donc, dans de pareilles circonstances, la canalisation des eaux mérite une sérieuse attention : et comme l'eau de la Caldeira Grande et celle d'une autre qui, à présent, approvisionne les bains de mr. Rapozo d'Amaral, se trouvent à certaine distance du nouvel établissement de bains, il me semble très à propos de transcrire quelques lignes notables qu'ont écrit sur la matière deux hydrologistes accomplis. [1] «En général dans ces diverses circonstances, disent-ils, il est indispensable que les conduits ou tuyaux employés ne soient pas de grand diamètre, de sorte que leur capacité se trouve constamment tout-à fait remplie d'eau minérale, au lieu de laisser une couche d'air qui occupe la partie vide du tuyau ; c'est la condition la plus essentielle.—La nature des conduits ou tuyaux n'est pas également indifférente ; les tuyaux en plomb ou en laiton, qui sont les plus solides, peuvent en plusieurs cas modifier les eaux. Ainsi, on dépouillera totalement ou partiellement celles qui contiennent des sulfures, ou alors elles céderont du fer au liquide et lui transmettront des propriétés nouvelles et étrangères ; ou entre les soudures métalliques qui sont indispensables pour unir les tubes, elles forment, comme on vient de le voir, autant d'eléments de batteries électriques qui contribuent à décomposer l'eau. Les nodules de fer oxidé ou de fer sulfuré, trouvés à Grenoble, à Chaudes-Aigues, ainsi que d'autres de

---

[1] Traité Pratique d'Analyse Chimique des eaux minérales, Potables et Economiques, par MM. Ossian Henry (Père) et Ossian Henry (Fils).

nature calcaire et siliceuse, ne devraient-ils point leur origine à des causes semblables ?»

Les auteurs cités disent qu'en général on préfère pour la construction des tubes de la porcelaine épaisse ou de l'argile bien cuite.

Je vais à présent parler de l'hôpital.

La petite maison qu'avec beaucoup de peine on a construit, en 1862, pour recevoir les malades pauvres, qui eussent le plus besoin de l'usage des bains de Furnas, n'offre aucunement les commodités nécessaires pour recevoir 36 malades, que l'hôpital de Ponta Delgada, et celui de Villa Franca envoient ici chaque mois. La maison se compose d'un rez-de-chaussée et d'une mansarde. En bas, il n'y a que trois chambres qui puissent servir d'infirmeries : chacune desquelles ne doit pas contenir plus de quatre lits ; en haut, il y a la mansarde qui occupe toute la longueur de la maison, mal éclairée parcequ'à peine elle reçoit la lumière de deux petites fenêtres, ouvertes à ses deux extrémités, impropre à recevoir des malades, mais où il est toujours nécessaire d'envoyer ceux qui ne peuvent pas être placés en bas, malgré la grande agglomération dans laquelle ils se trouvent.— Les chambres où il ne doit pas y avoir plus de quatre malades, comme je viens de le dire, en contiennent dix, et n'ont pas une capacité de plus de 88 mètres cubes.— En aucune des chambres il n'y a de ventilateurs, et quand je pense que la physiologie admet qu'un individu respire par heure 60 mètres cubes d'air, il me semble impossible que tant de personnes puissent vivre dans une pareille agglomération.

Il arrive, cependant, en de telles circonstances ce que j'ai remarqué chaque jour : plusieurs heures après que les malades se sont levés, et que les fenêtres ont été ouvertes, on ne pouvait pas entrer dans les chambres sans sentir un grand besoin de respirer un air plus pur, signe évident de la pauvreté en oxygène de cette atmosphère dans laquelle se trouvaient plongés les pauvres malades. — Dernièrement j'ai ordonné qu'on laissât onvertes les portes qui donnent sur un corridor commun pendant la nuit, pour laisser renouveler l'air, mais comme le corridor est petit le renouvellement de l'air dans chaque chambre était toujours insuffisant. — L'ouverture de quelques ventilateurs dans les infirmeries est un travail facile et de peu de dépense ; — j'espère bien que le très digne Provédeur de la Miséricorde de Ponta Delgada la fera faire dans le plus bref délai. Qu'on profite au moins de ces améliorations, tandis qu'on ne pourra faire celle dont la maison a le plus besoin, qui est d'être agrandie.

J'indique aussi le besoin qu'il y a d'envoyer ici un appareil électrique à courants d'induction ; il est absolument indispensable, non seulement pour le traitement des névralgies et paralysies, mais encore pour le diagnostic différentiel entre les diverses variétés de cette dernière espèce nosologique, lequel souvent ne peut êtré établi sans le concours de l'électricité. Il faut également un baromètre, un thermomètre et un hygromètre pour les observations météorolcgiques.

Dans l'hôpital, cette année, sont entrés depuis le 15 Juin jusqu'au 15 Septembre, 95 malades, dont :

65 affectés de rhumatisme (19 guéris, 45 améliorés, 1 dans le même état.)

7 » » sciatique (5 améliorés, 1 dans le même état, 1 guéri.)

2 » » névralgie dorso-intercostale (améliorés.)

10 affectés de paraplégie rhumatismale (8 améliorés,
2 dans le même état.)

5 » » hémiplégie consécutive à l'hémorragie cérébrale (3 améliorés, 2 dans
le même état.)

1 » » paralysie générale (dans le même état.)

1 » » paraplégie du sentiment et du mouvement consécutive à une myélite
par cause traumatique (amélioré.)

1 » » paralysie essentielle du bras droit (dans
le même état.)

2 » » paraplégie consécutive à une fièvre typhoïde (améliorés.)

1 » » hemiplégie hystérique (amélioré.)

1 » » paraplégie hystérique (amélioré.)

1 » » épilepsie avec paralysie du membre
supérieur gauche (amélioré de la
paralysie.)

1 » » chorée saltatoire (même état.)

1 » » éléphantiasis (même état.)

2 » » psoriasis (amélioré.)

1 » » impetigo du cuir chevelu et ecjema
aux extrémités (amélioré.)

1 » » lichen (amélioré.)

1 » » érythème noueux (même état.)

Rhumatisme. — Presque tous les affectés de rhumatisme, que j'ai soignés à l'hôpital, souffraient du
rhumatisme articulaire et musculaire chronique,
excepté deux qui étaient affectés de rhumatisme
articulaire noueux, et un qui souffrait d'une arthrite rhumatismale dans l'articulation tibio-fémo
rale gauche avec anhilose incomplète. Les eaux que
généralement j'ai employées contre cette affection,
ont été les salines, appliquées en bains, plus ou
moins chauds, plus ou moins prolongés, selon le
caractère du rhumatisme et les conditions organiques du malade ; et usées internement à la dose

de cent quatre vingt grammes, en une seule fois, à l'entrée ou à la sortie des bains.

L'action de ces eaux sur le rhumatisme est prompte et efficace ; elle fait ordinairement sentir ses effets au bout de six jours d'autant plus favorablement que le rhumatisme est plus ancien et chronique.

La première modification que sentent les malades c'est l'exacerbation des douleurs à tel point fortes que la plupart d'entre eux se croient pires; mais ceux qui sont venus plus d'une fois à Furnas savent parfaitement bien que ce phénomène est le présage d'une heureuse termination de leurs souffrances, et attendent avec beaucoup de résignation le soulagement qui très rarement manque de venir.

Il n'est pare rare que le rhumatisme chronique devienne aigu, étant alors nécessaire de suspendre l'usage des bains.

J'ai entendu dire qu'un médecin distingué, qui a dirigé pendant plusieurs années l'hôpital, avait reconnu par sa pratique, qu'on pouvait considérer complètement guéri le malade qui, pendant l'usage des bains, était affecté d'un attaque de rhumatisme franchement aigu, à condition de continuer à en faire usage pendant quelque temps encore, après que les symptômes de la plus grande vivacité soient passés. Par guérison radicale j'entends, non la disparition de l'affection pendant plus ou moins longtemps, mais bien l'immunité pour le rhumatisme, quelles que soient les circonstances où se trouve l'individu. — C'est le grand problème que tâchent de résoudre les médecins ; détruire la diathèse rhumatismale ; problème insoluble jusqu'aujourd'hui. — Les eaux de Furnas n'ont pu encore opérer ce miracle ; mais si on pouvait découvrir la loi, que mon illustre collègue a cru découvrir, ou peut comprendre que le nombre des malades heureux serait grand. On remarque cependant que les malades affectés de rhumatisme invétéré se portent bien mieux l'hiver qui suit la saison qu'ils ont passée à Furnas, car il arrive souvent qu'ils ne manquent pas de travailler un seul jour pendant la saison rigoureuse, à cause de leur maladie, ce qui les place dans des circonstances meilleures que ceux qui n'ont pu prendre des bains.

Je ne veux point faire mention d'un effet particulier aux eaux de Furnas ; mais si nous faisons attention à la position spéciale de notre île, qui est un pays extrêmement humide, où presque tout le monde souffre plus ou moins de rhumatismes, et où on remarque des exemples de rhumatismes si forts, qu'on ne peut pas les trouver consignés dans les œuvres classiques de médecine, nous ne pourrons laisser de les considérer supérieures à celles du Portugal, et égales aux plus renommées des autres pays.—Il n'est pas rare de trouver des exemples de malades qui trouvent leur unique soulagement à Furnas, après avoir parcouru inutilement tous les endroits de bains de l'Amérique et de l'Europe.

Les eaux salines dont je parle, ne sont pas également efficaces pour toutes les sortes de rhumatismes ; le rhumatisme noueux, en général, est plus lent à céder, comme j'ai pu l'observer sur deux malades qui se trouvaient dans ces circonstances. Un de ces exemples était une jeune fille de 20 ans, qui avait toutes les articulations affectées et difformées, et souffrait horriblement de son rhumatisme, qui la tourmentait depuis deux ans et s'aggravait chaque mois.

Elle entra le 27 Juillet et sortit le 12 Août, avec peu de soulagement. Je dois cependant faire mention, pour dire toute la vérité, que la malade

interrompit pendant plusieurs jours l'usage des bains
à cause d'une sciatique, dont elle fut attaquée à
l'hôpital et qui semblait s'aggraver par l'action de
l'eau ; cette névralgie combattue par des narcoti-
ques et les révulsifs les plus énergiques, sinapis-
mes et vésicatoires, ne céda pas, et ce fut à cause
de cela que la malade se retira avant la fin de la
saison des bains, contre ma volonté, parce.que je
tenais à l'observer plus longtemps. Dans les rhumatismes musculaires invétérés, l'usage des eaux
salines est aussi quelques fois de peu de profit,
et, dans ce cas, il convient, comme l'expérience l'a
demontré, de faire passer les malades aux bains
connus sous le nom de «Quenturas», qui sont un
mélange d'eau acidulée chaude, d'un gaz sulfureux,
et d'eau saline, qui sort dans le bassin de dépôt
où l'eau, qui est employée aux bains, reste pendant 24 heures. Comme preuve de ceci, je ferai
remarquer un cas que j'ai eu l'occasion d'observer
cette année.—Rose Emilie, née de parents jouissant
d'une bonne santé, âgée de 19 ans, tempérament
nerveux, éprouvait depuis 6 années une douleur
très violente dans les muscles thoraciques du côté
gauche, qui l'a forcée d'entrer à l'hôpital. —Elle
a été traitée avec des frictions excitantes et l'usage de l'iodure de potassium pris intérieurement,
et, au bout de trois semaines, elle est sortie de
l'hôpital, améliorée. Une année après, la maladie a
reparu beaucoup plus intense et plus générale, les
muscles du thorax, du ventre, du dos et ceux des
membres inférieurs ont été attaqués.—La malade
s'est trouvée alors dans un état vraiment bien
triste : la colone vertébrale a pris cette déviation
qu'on appelle cyphose, d'une courbature si prononcée que la tête joignait presque les genoux ; les
cuisses étaient pliées sur le ventre, les jambes sur
les cuisses, les pieds détendus, et les genoux joints

l'un contre l'autre. Quand la malade s'est vue ainsi per cluse, sans pouvoir se lever du lit, et acca-
blée de douleurs, elle est entrée à l'hôpital où on
lui a appliqué le traitement approprié au rhumatisme musculaire; mais cette fois elle n'a pas été
aussi heureuse que la première, puisqu'elle n'a obtenu aucun résultat.

C'est alors qu'elle a résolu d'essayer les bains
de Furnas. Elle a commencé à en faire usage le
1er Juin, dans les eaux salines de la « Caldeira
Grande», et a continué jusqu'au 20 Juillet, n'ob-
tenant que très peu de résultat, à ce qu'elle
dit.

Dans ces circonstances, on lui a conseillé les bains
de «Quenturas», ce que la malade a fait, et où
elle a obtenu des soulagements si dignes de remarque, qu'au bout de six jours, elle a commencé immédiatement à étendre les jambes et à faire quelques pas.

Comme les circonstances l'ont obligée à quitter
Furnas, quand elle commençait à éprouver des
soulagements notables elle n'a pu compléter sa guérison. Pendant l'hiver, elle a souffert de fortes douleurs, et est retombée presque dans le même état
où elle s'etait trouvé l'année précédente.

L'été suivant, elle retourna à Furnas, aux frais
de la Miséricorde de Ponta Delgada, et s'est reti-
rée si soulagée qu'elle pouvait déjà marcher sans
l'appui de personne, ni même de crosses, et s'est
bien portée l'hiver.

La malade a continué à venir aux bains, et, encore cette année, nous avons eu l'occasion de l'observer à l'hôpital; elle ne souffre plus de douleurs,
mais les articulations vertébrales, coxo-fémorales,
fémoro-tibiales et tibio-tarsiques, ont été pendant longtemps déviées de leur position normale,
et, quoique les muscles aient repris leurs an-

7

ciennes fonctions, il existe encore des ankiloses incomplètes qui empêchent le redressement de la colonne vertébrale et l'extension normale des membres inférieurs.

La malade, qui n'a que 19 ans, ressemble en marchant à une vieille de 60 ou 70 ans.—J'ai fait l'histoire détaillée de ce cas, parcequ'il me semble qu'à lui seul, il vaut plus qu'une statistique. Nous voyons ici effectivement un rhumatisme d'une intensité extraordinaire, et presque unique, rebelle à tous les médicaments, rebelle à une espèce d'eaux minérales naturelles des plus efficaces qu'on connaisse, et nous le voyons céder seulement à ces bains spéciaux de « Quenturas ». Ce même exemple explique pourquoi les malades, qui viennent d'autres pays comme incurables, se guérissent ici ; c'est parce que nulle part on ne trouve la variété de bains que nous possédons ici, avec des effets si spéciaux et si énergiques.

Quelle est la raison pour laquelle les « Quenturas » produisirent dans une affection, qui se guérit si bien par les eaux salines, un effet que celles-ci n'ont pu produire ? Le fait est en partie explicable et en partie inexplicable.

Pourquoi les douleurs ont disparu dans les «Quenturas» et non pas dans les bains salins, nous ne savons nous l'expliquer que par une de ces idiosyncrasies individuelles, qui échappent à tous les moyens d'investigation. Maintenant, la raison pour laquelle elles ont fait marcher la malade si promptement, nous pouvons nous l'expliquer par la propriété qu'ont ces eaux de donner de la fermeté aux nerfs débilités, et même de donner l'excitabilité naturelle à ceux qui l'avaient perdue complètement. — Cette propriété sera mise en relief, quand nous parlerons des paralysies.

Pour finir ce qui se rapporte aux eaux salines

dans le traitement du rhumatisme, j'ajouterai que ces eaux ont la faculté de donner de l'élasticité presque normale, aux tissus fibreux et cellulaires, quand ils l'ont perdue par l'effet d'anciens rhumatismes articulaires. — J'en donnerai un exemple. Le malade que j'ai traité affecté de arthrite rhumatismale souffrait aussi d'une luxation incomplète, irréductible par les efforts que pouvait employer un homme de force ordinaire. Mais le malade me disait, qu'à lui seul, il la réduisait, quand il était dans le bain, au point que le membre prenait sa position normale. L'articulation se disloquait immédiatement, parceque la luxation était ancienne, et, par conséquent, les superficies articulaires avaient perdu, en partie, leur forme naturelle.

On comprend les ressources que l'orthopédie peut tirer du concours de ces eaux, et l'application que j'ai indiquée pour le traitement des fausses ankiloses.

Sciatique.— J'ai fait l'essai dans le traitement de cette névralgie des bains salins et des « Quenturas », et j'ai observé que, tant les uns que les autres ont une action bien incertaine sur sa marche.

Règle générale : si la névralgie est récente, elle s'irrite avec l'usage de ces eaux ; si elle est encienne, ou elle reste dans le même état, ou elle diminue d'intensité : très rarement elle se guérit radicalement, et de sorte qu'on connaisse avec évidence que cela est dû à l'action des bains. C'est le jugement que je porte non seulement à l'égard des malades que j'ai traités de cette affection à l'hôpital, mais aussi à l'égard de ceux que j'ai traités à domicile.

Je dis la même chose à l'égard des névralgies dorsi-inter-costales, que j'ai observées en plus petit nombre, et il m'a semblé qu'elles se comportaient comme les sciatiques sous l'action des eaux salines de «Quenturas».

Paralysies rhumatiques, symptomatiques de lésion du cerveau et de l'épine, essentielles et consécutives à la fièvre typhoïde. — La plupart des cures miraculeuses, que la tradition populaire attribue aux eaux minérales de Furnas, se rapportant généralement à des paralytiques que ces eaux on fait marcher, il est bien nécessaire de déterminer avec précision si de telles cures pouvaient être obtenues dans toutes les espèces de paralysies, ou seulement dans quelques-unes, parce que, comme on le sait, la marche, la termination et le pronostic de cette affection varient selon que la paralysie est essentielle, rhumatique, consécutive à des maladies graves, sympathique, ou symptomatique de lésion dans l'épine, ou du cerveau.

Heureusement que la pratique de mes collègues depuis longtemps a éclairci ce point vraiment important pour les indications que le médecin doit prescrire à ses malades.

Les eaux minérales de Furnas, surtout les «Quenturas», ont, comme l'expérience le démontre, leur principale action sur les paralysies rhumatismales et consécutives à des maladies graves ; mais les résultats sont très incertains quand on les applique aux paralysies essentielles ou symptomatiques de lésion des centres nerveux.

Notre observation très restreinte a confirmé absolument cette conclusion générale. Sur dix malades qui sont entrés à l'hôpital affectés de paréplégie rhumatismale deux seulement sont sortis dans le même état ; et, si nous faisons attention aux circonstances spéciales dans lesquelles ils se trouvaient, nous verrons que ce furent des maladies intercurrentes qui ont empêché la guérison.

Un d'eux était très dyspeptique et extrêmement faible, l'autre a eu un embarras gastrique fébril, en vertu de quoi tous deux ont voulu quiter l'hôpital sans compléter un nombre suffisant de bains, cela contre mon désir, et contre les efforts que j'ai employés pour qu'ils restassent. Parmi les améliorés, quelques uns ont cru que leur guérison était un miracle. Des paralytiques qui, depuis des mois et des années, ne pouvaient se lever du lit, sont partis d'ici, pouvant faire de longues promenades à pied et sans aucun secours. Quant aux autres espèces de paralysies, en exceptant les deux consécutives à une fièvre typhoïde qui se sont améliorées considérablement, la statistique leur est contraire. En effet, un malade affecté de paralysie générale essentielle s'est retiré dans le même état, ainsi qu'un autre qui avait le bras droit paralytique. Si le malade affecté de myclite pour cause traumatique a obtenu quelques améliorations, c'est aux dépens de plus de 120 bains qu'il a pris en deux saisons consécutives. Les hémiplégiques par écoulement cérébral ceux mêmes que j'ai classifiés dans le groupe des améliorés ont obtenu peu de soulagement ; les autres, ceux qui se trouvaient dans le groupe des non guéris, n'ont obtenu en effet aucun résultat.

Néanmoins je pense que les eaux salines excitantes et les «Quenturas» doivent donner un bon résultat dans ces diverses espèces de paralysies, pour trois raisons :

1.º Elles excitent la peau et par suite font venir le sang des centres vers la périphérie, dégorgeant, par ce moyen, les centres nerveux en question ; 2.º Elles provoquent la sécrétion sudorifique, et par cela favorisent l'absorption des coagulum et des produits de l'inflammation ; 3.ª Elles excitent les nerfs de sentiment, le mouvement de ceux excito-natrises, quand ayant perdu leurs fonctions par le fait d'une lésion cérébrale ou de la moelle épinière, ils ne les ont pas recouvrées, quoique la cause qui les a annulées ait cessé.

Comme je l'ai déjà dit dans ce rapport plus d'une fois, les bains de *Quenturas* se montrent toujours beaucoup plus efficaces dans toutes les espèces de paralysies que tous les autres, *salins, mélangés ou ferrugineux.*

Chorée (saltatoire). Sous ce nom, je classifie une maladie singulière dont est affecté Mr. François Joseph Machado, personne bien connue à Ponta Delgada, où les étranges symptômes de sa souffrance ont surpris tout le monde.

La maladie consiste en une étrange perversion nerveuse, sous l'influence de laquelle le malade est subitement surpris par des contractions musculaires violentes qui l'obligent à fléchir les membres inférieurs, et à faire dans cette position une série de petits sauts, tantôt en avant, tantôt en arrière, de côté et quelques fois en cercle, produisant sur celui qui l'observe la même impression, que laisserait un homme, qui ferait toutes ces évolutions en sautant sur des ressorts élastiques. Le malade obéissait seulement à ces mouvements extravagants quand il marchait ; s'il était tranquille, debout, assis ou couché, on ne remarquait pas un seul mouvement musculaire anormal. Au reste, toutes les fonctions étaient normales, sans excepter la vigueur musculaire, qui se conservait intacte, comme je l'ai pu constater par différentes expériences. Les facultés intellectuelles étaient normales, et le malade conservait un enjouement excessif, en verité surprenant dans sa position.

J'ai hésité longtemps sur le diagnostic de cette maladie, parce que je ne pouvais la classifier parmi les névroses complexes, décrites dans la plupart des ouvrages classiques de médecine, ni même dans la danse de Saint Guy, telle que l'a décrite Sydenham. Dans cet état de choses, j'ai tiré un grand profit de la lecture de l'ouvrage principal de Trousseau [1], parce que j'y ai trouvé la description de deux cas pareils à celui que j'observai, désignés par le nom que j'ai adopté.

La chorée saltatoire, comme le fait très bien remarquer Mr. Trousseau, diffère de la danse de Saint Guy, et ressemble plus à la grande classe des vesanies aux quelles appartient le tarantisme et la choréomanie épidémique du moyen âge.

Le prognostic de la chorée saltatoire est aussi plus grave que celui de la danse de Saint Guy, parce que celle-là est plus difficile à guérir que celle-ci.

Le malade a fait usage inutilement, pendant un mois et demi, des «Quenturas» ; de même, il n'a obtenu aucun résultat de huit bains salins excitants.

Elephantiasis. — Le malade affecté de cette maladie a fait, pendant un mois, usage des «Quenturas» sans aucun résultat.

Psoriasis. — J'ai traité une malade et un malade affectés de cette infirmité. La première est venue trois années consécutives à Furnas, et s'est guérie presque tout à fait, car il ne m'a pas été permis d'observer autre chose que quelques dartres émaciées sous la face extérieure du coude et du genou gauche, lesquelles, en verité, n'ont pas disparu complètement. Le deuxième était un pêcheur âgé de cinquante ans, affecté d'une psoriasis diffuse avec douze années de durée. Il est venu pour la première fois cette année faire usage des bains de Furnas, désespérant de pouvoir obtenir à l'hôpital de

1 Clinique médicale de l'Hotel-Dieu de Paris, par A. Trousseau, T. II, p. 254. Paris, 1868.

Ponta Delgada un remède à sa maladie, qui en réalité avait pris une forme très grave ; non seulement la démangeaison était insupportable, mais encore l'affection avait envahi toutes les régions du corps. La peau de la tête, du tronc et des extrémités était toute couverte d'épaisses dartres, revêtues de grosses escarres, et séparées entre elles par de très petits intervalles. Le malade a d'abord pris les bains sulfureux, desquels il a obtenu quelque résultat, puisque les dartres se sont émaciées un peu et les couches plus dures des escarres sont tombées ; mais, ce résultat obtenu, la maladie a persisté plusieurs jours dans le même état, sans aucune tendance à la résolution. C'est alors que j'ai prescrit les «Quenturas» dont l'effet a été surprenant les premiers jours. Les dartres ont disparu totalement, et ont laissé à leur place des taches, qui, au commencement, d'une rougeur très intense ont peu à peu pris une couleur semblable à celle de la peau. Par ces premiers résultats, j'ai cru que la maladie serait vaincue en peu de jours, mais sur ce point mon espoir a été frustré. Les taches n'ont jamais disparu complètement et de petites escarres et une desquamation vraiment furfuracée a continué toujours à se former. Si le malade avait pu continuer encore l'usage des bains, je suis convaincu qu'il sortirait d'ici tout-à-fait guéri. Ce résultat est important, si nous avons égard à l'ancienneté de la maladie, à sa gravité, et surtout à la résistance opiniâtre de la psoriasis à tous les médicaments.

A l'égard des trois autres exemplaires de maladies de peau dont je parle dans la statistique, un ne se trouvait plus ici quand j'ai pris la direction de l'hôpital à ma charge, et l'autre éprouvait déjà un mieux si prononcé qu'il n'était plus possible de reconnaître avec précision de quelle maladie il était affecté, et finalement le troisième qui était un cas très singulier d'érythème noueuse est sorti dans le même état.

Je dois terminer ici ce court rapport, dont l'insuffisance et l'imperfection me sera pardonnée, vu le peu de temps dont j'ai disposé pour le faire.

Vallée de Furnas, 30 Octobre 1870.

Philomeno da Camara Mello Cabral.

DEUXIÈME RAPPORT

Des observations faites sur les eaux minérales de Furnas

PAR LE

DIRECTEUR DE LA STATION MÉDICALE DE LA VALLÉE DE FURNAS

PHILOMENE DA CAMARA MELLO CABRAL

1871

Satisfaisant aux obligations qui me sont imposées par la Junte Général du District, j'écris mon deuxième rapport sur les eaux minérales de Furnas, rédigé dans le but de faire connaître leur action thérapeutique.—Par sa nature, cet écrit doit être la synthèse de toutes mes observations, poursuivies pendant neuf mois de résidence dans cette Vallée, et sa valeur sera sans doute nulle, si une rigoureuse exactitude ne transpire pas dans toutes mes assertions, et si elles ne sont pas validées par une étude, éclairée par la théorie, et soutenue au chevet des malades par un travail constant de tous les jours.—Il me semble que les deux conditions ont été remplies, et, si quelqu'un a lu avec attention mon premier rapport, il doit avoir reconnu, du moins, la bonne foi dans ce que j'ai écrit.

Discutant froidement, et, abstraction faite de tout sentiment de justice, l'intérêt ne pourrait même pas m'engager à procéder autrement, puisque les malades, attirés par le récit de cures merveilleuses, pourraient être trompés la première année où ils verraient les promesses démenties et leurs espérances frustrées, mais la seconde et la troisième année où les mêmes faits se reproduiraient, cette illusion ferait certainement place à une incrédulité absolue, et on ne croirait même pas les assertions du médecin en ce qui serait la vérité.— La facilité du sujet et le désir de plaire pourraient seuls influer pour altérer la vérité des faits, parce qu'il est très facile et d'un grand effet d'exagérer les résultats obtenus, d'inventer quelques cures extraordinaires, de préconiser les vertus merveilleuses, étonnantes et incomparables des eaux qu'on étudie.— Mais ce rôle de mystificateur répugne à mon caractère, et, par tempérament, je suis porté à ne dire que la vérité.— Celui qui lira ce rapport reconnaîtra en moi le grand désir de certifier la grande valeur thérapeutique de ces eaux dans certaines maladies, et dans des circonstances determinées, aussi bien qu'à nier ou restreindre ce qu'il y a en elles d'action nulle ou peu efficace. — Je sais bien que l'extrême amour de la vérité et sa constante préoccupation vont donner à ce travail un caractère de doute et d'incertitude, antipathique à beaucoup de gens qui croient qu'il est facile de connaître dans un ou deux ans toute la valeur thérapeutique de sources presque inconnues, et attend de moi, dans un temps limité, la confirmation de ces cures merveilleuses, vaguement transmises par la tradition populaire.— Mais si on considère la grande différence dans les résultats obtenus par l'emploi du même médicament dans une certaine maladie déterminée, suivant la différence de tempérament des individus, ce qui fait dire au médecin qu'on guérit des malades et non des maladies, et si, d'un autre côté, on réfléchit que les exemplaires des maladies moins étudiées sous l'action de ces eaux, sont ici très rares, non seulement parceque le concours à Furnas pour le moment est presque exclusivement borné à des malades atteints de paralysie et de rhumatisme, mais aussi parce que de l'hôpital de Ponta Delgada et de Villa Franca, à l'exception de malades dans ces positions, on envoie ici rarement des cas d'autres espéces nausologiques, certainement parce qu'ils n'y existent pas, le bon sens de celui qui lira le développement de ma statistique justifiera ce qui paraîtrait manquer à la clarté d'une critique superficielle.— Malgré le peu de durée des observations, que j'ai pour le moment, et des obstacles contre lesquels je lutte, je suis persuadé que la description des cures obtenues cette année, si elles étaient connues dans les pays étrangers amènerait dans la Vallée de Furnas un nombre incalculable de malades, qui ne trouvent certainement pas dans beaucoup d'endroits les résultats que j'ai observés cette saison, et en partie la dernière.— Le plus remarquable d'entre eux est la guérison complète d'un cas de psoriasis ancienne, et généralisée sur toute la superficie du corps vaincue par quatre mois de traitement.— L'histoire de ce malade, et les modifications de sa maladie sous l'action des eaux sont décrites plus loin comme le demandait l'importance du cas.— Mais un pareil résultat n'est encore presenté qu'avec une certaine réserve parce qu'il est extraordinaire dans ma courte pratique.

Les lecteurs du premier rapport attendent sans doute que je leur donne quelque idée de l'analyse chimique de ces eaux, et que je leur présente quelque chose de fait sur cette matière ; mais, à mon grand regret, je suis forcé d'avouer que les choses sont dans le même état où elles étaient

l'année passée. C'est peut-être à cause des derniers
événements survenus en France que le Chimiste
Français qui s'était spontanément offert pour faire
ce travail, n'a pas paru ici au mois de mai dernier.— Comme une de mes obligations était d'analyser les eaux minérales de Furnas, je dis l'année
passée que je n'avais rien fait, non seulement parce qu'il me manquait les appareils et les réactifs indispensables pour un travail de cette nature, mais
aussi parce qu'on attendait la venue de l'illustre
Chimiste, qui malheureusement a manqué.— Il fal-
lait donc prendre cette année une résolution quelconque pour ne pas donner éternellement des excu-
ses et faire des promesses, et, dans ce but, la première chose à faire était de me munir des appareils
et des réactifs indispensables, requis des autorités
compétentes.— En effet, au mois d'avril, je remis à
Son Excellence le Gouverneur Civil de ce District
un rapport de tout ce qui me semblait le plus nécessaire, et j'en demandai la remise pressée au
Gouvernement, dans l'espoir que j'aurais à ma disposition, à partir du mois de Juillet, les objets de-
mandés.— Je pensais alors que le Gouvernement
s'empresserait d'accéder à une demande si peu
dispendieuse, parce que je sais que, chez les autres
Nations, tous les Gouvernements s'empressent de
promouvoir l'étude chimique de leurs sources thermales ; mais j'ai déjà eu la triste désillusion de
savoir que, malgré ma demande réitérée deux
fois, pour la solution d'une affaire si simple, la ré-
ponse n'est pas encore sortie des bureaux du ministre.

Par le grand désir que j'ai de voir conclure une
affaire si importante, je prends la liberté de rappeler aux très dignes membres de la Junte Générale du District la convenance qu'il y a d'appeler, pour analyser les eaux thermales de Furnas un

chimiste portugais. Non seulement il me semble plus digne et plus honorable d'avoir un travail de cette nature fait par un chimiste de notre pays, mais en outre, si celui-ci ne prend pas d'intérêt à nos affaires, encore bien moins un étranger. Je présente trois noms respectables, ou plutôt trois notabilités en chimie. Ce sont messieurs les Docteurs Agostinho Vicente Lourenço, Aguiar, et José Julio Rodrigues, tous trois professeurs de chimie à l'école polythechnique de Lisbonne. Un de ces professeurs, peu importe lequel, est capable de faire un travail irrépréhensible, surtout le premier, qui est un écrivain cité dans les livres classiques de chimie comme autorité et comme innovateur.

L'analyse chimique des eaux minérales de Furnas, outre l'importance générale que tout le monde attache à une étude de cette nature appliquée à une source quelconque, a dans celles-ci l'immense avantage de résoudre des questions capitales qui lui sont particulières. Il y a, en effet, dans la solfatare de la vallée de Furnas, une immensité de sources, dont les eaux diffèrent, tant par leurs propriétés physiques que par leurs propriétés organoleptiques ; donc, l'étude de leur richesse minérale relative s'impose à l'esprit comme une nécessité urgente. De plus, toutes ces eaux jaillissent à une température élevée, 95° centigrades ; pour les employer en bains, il faut en mélanger dans les baignoires une partie, préalablement refroidie dans des dépôts, avec une autre, directement amenée des sources ; en déterminer l'altération éprouvée dans les bassins est aussi un travail d'une utilité évidente. Il faut ajouter que le nouvel établissement de bains est à une distance, peut-être de plus de deux cents mètres des sources salines, et, pour cela, nous désirons naturellement connaître les modifications, que l'eau peut avoir subies dans ce trajet. Enfin, comme à l'avenir il doit y avoir une salle de pulvérisation, pour aider au traitement de beaucoup de maladies, il est de toute nécessité de connaître, rigoureusement la composition de l'atmosphère, où l'eau se trouve répandue à l'état de particules très tenues.

Tant qu'il n'y aura pas d'autre analyse plus rigoureuse que celle de mr. Mousinho, je continuerai à me servir de celle-ci pour toutes les indications thérapeutiques, non encore vérifiées par l'observation clinique, en la modifiant toutefois dans les points, où son défaut me paraît évident ou est en opposition avec les observations, d'ailleurs incomplètes, de quelques étrangers.

Suivant l'opinion de cet écrivain, les eaux minérales de la vallée de Furnas peuvent se réduire à deux espèces, qui sont : eaux salines chaudes, et acidulées froides.

Les premières analysées par le même auteur à leur source principale, lui ont offert la composition suivante :

Eau n.º 2, appelée dans le pays — Eau de la Caldeira Grande.

Composition sur 1000 parties

Silice et alumine............ 0,243
Sulfate de soude............ 0,187
Hydro-chlorate de soude.... 0,937
Sous-carbonate de soude.... 1,072

Vestiges de matière organique — (température : 95° centigrades.)

Aux secondes, l'auteur attribue la composition suivante :

Eau n.º 1, appelée dans le pays — Eau aigre.

Composition sur 1000 parties

Acide carbonique libre, un volume égal
à celui de l'eau.
Carbonate de fer............ 0,007
Carbonate de chaux........ 0,038
Carbonate de soude........ 0,140
Sulfate de soude........... 0,016
Hydro-chlorate de soude.... 0,048

Vestiges de matière organique — (température constante : 17° centigrades, la moyenne de l'air pendant
le cours des observations étant de 21°,3.

Dans un travail publié en 1841 par Joseph et
Henri Bullart, il est fait mention de quelques observations chimiques de divers écrivains étrangers,
et tous décourirent dans les eaux, appelées salines par mr. Mousinho, l'existence de l'acide carbonique, sulphydrique, et de sulfures de soude. Cette
divergence eutre les résultats obtenus par notre com-
patriote et par les écrivains étrangers est remarquable, et c'est un motif de plus pour que nous n'ac-
ceptions qu'avec bcaucoup de réserve les conclusions
de l'un et celles des autres. Toutefois, mes observations physiologiques sont plus en harmonie avec
les résultats présentés par ces derniers. En effet,
les eaux appelées sulfureuses par ceux-ci, et salines par mr. Mousinho, par la remarquable proportion de bicarbonate de soude qui entre dans leur
composition, ont la propriété de rendre la peau extrêmement souple, et par leurs autres éléments,
probablement acide carbonique, sulphydrique, ou
sulfure de soude, la stimulent et produisent sur cet
organe une fluxion critique, manifestée non seulement par des sueurs, mais aussi par une injection
franche des capillaires cutanés, celle-ci pouvant se

transformer en une véritable éruption vésiculeuse, si les bains sont assez prolongés et assez chauds. Cette excitation de la peau réagit sur tout l'organisme et produit quelques fois de l'irritabilité nerveuse et de l'insomnie, et généralement un orgasme fébril artificiel, où le pouls est fréquent, ample et plein. L'excitation de toutes les muqueuses, principalement des muqueuses des organes respiratoires est aussi un fait constant, et, pour cela, j'ai observé fréquemment des coryzas et des bronchites vraiment aigües. Un autre effet remarquable de ces eaux est le sentiment de vigueur et d'énergie dans tout l'organisme, qui se manifeste autant chez ces personnes, que chez celles qui sont affaiblies par une maladie, ou fatiguées par un long voyage.

Prises à l'intérieur, outre l'excitation mentionnée de l'appareil vasculaire et de toutes les muqueuses internes, ces eaux sont sensiblement laxatives, diurétiques et diaphorétiques, ce qui s'explique aussi bien par l'existence du sulfate et du chlorhydrate de soude des autres principes stimulants, que par leur température élevée. Pour l'usage interne, entre toutes les sources d'eau de cette nature, on remarque une petite source aujourd'hui connue de toutes les personnes qui fréquentent la vallée de Furnas, sous le nom d'eau Sainte. On la prescrit généralement à la dose de deux cent cinquante grammes avec partie égale de lait, et dulcorée avec une quantité suffisante de sucre pour prendre une heure avant le déjeuner. Son action est remarquable sur les inflammations chroniques du larynx et des bronches, et elle est peut-être aussi efficace que les célèbres Eaux-Bonnes des Basses Pyrénées. J'ai présents à la mémoire divers exemples de personnes affectées de laryngite chronique, complètement guéries en un ou deux mois, par le simple usage de l'eau Sainte prescrite de la manière indiquée plus

8

haut. Parmi beaucoup d'exemples, omis par la nécessité de faire un travail de peu d'étendue, je ci-
terai celui d'une jeune fille affectée de rhumatisme articulaire et musculaire chronique, et d'une
inflammation catarrhale de toutes les muqueuses internes, manifestée par dysmonorrhée, dyspepsie, une
laryngite et une bronchite chroniques. L'état de la
malade était réellement à plaindre ; non seulement
les fonctions organiques ne s'exécutaient qu'avec
une extrême imperfection et incommodité pour la
malade, mais, en outre, deux des principales fonctions de relation, le mouvement et la parole, étaient
extrêmement douloureuses et incomplètes ; la voix
s'entendait à peine, et les mouvements s'exécutaient
très difficilement. L'usage interne de l'eau Sainte et
l'application de bains sulfureux pendant trente
jours domptèrent presque complètement cette maladie, et la malade aurait été complètement guérie,
si ce n'eût été la nécessité où je me vis de la faire
sortir pour recevoir d'autres malades, dont les souffrances réclamaient également l'usage de ces eaux.
Quand la malade sortit, les digestions étaient plus
promptes et moins douloureuses, les mouvements
plus faciles, la voix claire et perceptible, et la
pression sur le larynx n'éveillait aucune douleur.

Relativement aux eaux acidulo-ferrugineuses, je
remarque avec surprise l'opposition qu'il y a entre
le résultat de l'analyse de mr. Mousinho, qui leur
attribue une si faible proportion de préparations
ferrugineuses, et les indications naturelles de ces
eaux qui sont éminemment ferrugineuses. Leur saveur est essentiellement astringente et métallique,
les dépôts observés dans les canaux ou les couches
du terrain par où elles passent sont épais et jaune
orange ou rougeâtre : sur la peau, ou prises inté-
rieuremeut, leur action est notablement tonique et
stimulante, cette dernière propriété les rend très

recommandables dans toutes les souffrances atoniques de la peau et celles chroniques des muqueuses internes. Ces eaux isolées ou mêlées aux salines sont un agent très puissant dans toutes les applications bien dirigées, et concourent en grande partie à la réputation merveilleuse et bien fondée des eaux minérales de Furnas.

Ce qu'on pourrait dire à cet égard sur les indications thérapeutiques générales des deux espèces d'eaux, dont j'ai exposé d'une manière succinte l'action physiologique dans les lignes précédentes, a déjà été consigné dans mon premier rapport. Eu égard aux résultats obtenus dans certaines maladies déterminées, on verra plus loin ce que ma courte pratique m'a enseigné là-dessus.

L'hôpital de la vallée de Furnas est aussi un des sujets dont je me suis occupé l'année passée dans la partie préliminaire de mon premier rapport, et je me plaignais alors des mauvaises conditions hygiéniques, où les malades s'y trouvaient, énormément accumulés dans trois petites chambres : les premiers qui y étaient envoyés étant les plus heureux, et les derniers venus étant jetés dans une mansarde obscure, basse et sans aucune ventilation.

Cette année, je puis annoncer avec le plus grand plaisir que le petit hôpital à été considérablement amélioré ; cette mansarde à tous égards impropre à recevoir des malades, a été transformée en deux infirmeries. Spacieuses et bien éclairées, des fenêtres desquelles, par l'heureuse situation de l'hôpital, on a la vue sur une grande partie de la vallée des Furnas. — Cette dernière circonstance a une immense valeur, en vertu de l'influence salutaire qu'ont sur la marche des maladies les bonnes dispositions de l'esprit, par le rapport mutuel qui existe entre celles-ci et les diverses fonctions organiques. — Par cette amélioration, il y a eu dans le courant de cette année un mouvement constant de quarante huit malades dans de bien meilleures conditions que celles où il aurait pu être avec vingt quatre l'année passée.— En témoignage de respect et de justice, je dois citer le nom du gentilhomme à qui on doit de si éminents services : c'est Mr. Nicolas Antoine Borges de Bittencourt, qui a toujours exercé avec distinction et dignité les charges les plus élevées de cette île, et à qui la Miséricorde de Ponta Delgada doit toujours une grande œuvre, toutes les fois que Son Excellence accepte la charge de Provéditeur.

Je renouvelle ici la demande, que j'ai déjà faite l'année passée, d'un thermomètre, d'un baromètre, et d'un hygromètre pour des observations météorologiques, et d'un appareil électrique à courants d'induction, pour des observations pathologiques.

Cette année, en conséquence de la complète détérioration des deux thermomètres existants à l'hôpital, pour marquer la température des bains, je mentionne de plus le manque de trois ou quatre de ces instruments, ainsi que d'un nombre égal de sabliers, pour marquer la durée de chaque bain.

J'ai reconnu aussi la grande convenance qu'il y aurait à envoyer à cet hôpital une petite caisse avec les instruments nécessaires pour l'extraction de dents et de racines, parce qu'on a eu souvent besoin de pratiquer ces petites opérations sur des malades de l'hôpital et sur des personnes du dehors, et l'aide infirmier se servait toujours de ces instruments réellement imparfaits.— En indiquant ici ces légers besoins, il me semble que je me sers du meilleur moyen de les rappeler à qui il appartient d'y porter remède.

Finalement, je vais terminer cette partie préliminaire de mon rapport par quelques considérations sur le nouvel établissement balnéo-thermal.

En présentant l'année passée les avantages qu'il y aurait à canaliser les eaux dans des tubes étroits et de porcelaine ou de grès, je n'ai fait qu'exprimer l'opinion des meilleures autorités en hydrologie. La canalisation se trouve établie aujourd'hui, et je puis dire dans de passables conditions, mais encore loin de mes désirs, puisque la nécessité de faire des économies a obligé l'ingénieur directeur à remplacer les tubes de porcelaine ou de grès, par des tubes d'argile de l'île de Sainte Marie, et à défaut d'une mesure rigoureuse de la quantité d'eau fournie par les deux sources, qui approvisionnent le nouvel établissement, il n'a pas été possible d'évaluer le vrai diamètre qu'on devait donner aux tubes qui sont, à ce qu'il me parait, plus larges que ne l'indiquent les prescriptions de l'hydrologie.

La crainte que j'ai manifestée, que les eaux ne se décomposassent en passant par des tubes trop larges, m'a conduit aussi à réprouver la méthode actuellement employée de les laisser refroidir à l'air libre. Il serait bien plus convenable que les dépôts fussent hermétiquement fermés, et que l'eau se refroidît, en la faisant passer dans des serpentins, plongés au centre de réservoirs, de courants d'eau froide, ou d'air froid, poussé par des appareils aspirateurs ou par des ventilateurs.

Enfin, quand on fera l'analyse désirée, alors on connaitra si mes craintes sont fondées ou non, et s'il est nécessaire de modifier ce qui est fait, par les moyens indiqués ci-dessus, ou par d'autres.

Le système adopté pour introduire l'eau dans les baignoires est également défectueux.—Dans les édifices mieux construits, où on emploie les eaux ferrugineuses et salines, toutes de décomposition facile, l'eau entre par le fond de la baignoire, et non par la partie supérieure au moyen de robinets, qui jettent l'eau en projection plus ou moins violente en l'air, ce qui l'altère toujours plus ou moins profondément.

Pendant que la construction du nouvel édifice n'est pas achevée, je rappelle la nécessité d'en réserver quelques salles pour 2 grandes applications thérapeutiques. Ce sont l'hydrothérapie et la pulvérisation des eaux minérales. La première méthode constitue, pour ainsi dire, un tribunal de dernière instance, auquel on en appelle, quand on n'obtient aucun résultat de l'usage des eaux minérales ; la seconde est un auxiliaire puissant des bains et de l'usage interne des eaux minérales, et le moyen le plus prompt et le plus efficace pour les faire agir directement sur toutes la superficie interne des organes respiratoires, quand par hasard elle est indiquée.

L'installation de ces deux méthodes est très facile. — La première n'exige qu'une chambre pour les diverses espèces de douches, — une deuxième pour les bains de piscine (d'ailleurs dispensable), et une troisième pour bains sudorifiques, où doit être établie la chaise appelée sudorifique, ou la chaise à transpirer, construite d'après le procédé suivant.

Le siége est élevé de 65 centimètres au-dessus du sol ; entre les pieds de devant, on place une planche horizontale pour supporter les pieds du malade, et une autre verticale, destinée à préserver les jambes d'une trop forte chaleur ; ces planches et le siége sont percés de trous d'un centimètre de diamètre, destinés à donner passage au calorique.

Pour que ce petit appareil simple fonctionne, voici la méthode employée : le malade assis, la chaise est entourée d'une grande couverture de laine maintenue à distance du malade par des cercles de bois ou de jonc, de sorte que celui-ci se trouve renfermé dans une atmosphère isolée, d'une étendue déterminée par les dimensions de la chaise et des cercles qui l'entourent. — Une lampe à alcool munie de quatre becs, est placée à terre, au milieu de l'espace circonscrit par les quatres pieds de la chaise, et l'opération commence. [1]

Je termine ici les brèves réflexions que j'avais à faire sur le nouvel établissement, demandant excuse à l'illustre Ingénieur, qui en dirige la construction, si je suis, sans le vouloir, sorti de ma juridiction de médecin.

Mouvement clinique de l'hôpital de Furnas, depuis le 1.er Juillet jusqu'au trente Septembre.

Cent six malades ont été traités :
Savoir :
Affectés de rhumatisme chronique consécutif à un rhumatisme aigu, quarante cinq — tous améliorés.

De rhumatisme chronique d'emblée, sept — quatre améliorés et trois dans le même état.

De rhumatisme chronique avec accès aigus intermittents, huit — sept guéris et un mieux.

De rhumatisme noueux, quatre — tous mieux.

D'arthrite rhumatismale, un — mieux.

D'état douloureux consécutif à d'anciennes coxalgies, et luxation supérieure du fémur, trois mieux de leurs douleurs, et mouvements plus faciles.

De douleurs et rétractions musculaires consécutives à des ostéites suppurantes, un — mieux.

[1] Traité thérapeutique et cliniqne d'hydrothérapie par le Dr. Louis Fleury, troisième édition, pag. 96.

D'ankylose incomplète et état douloureux consé-cutif à une tumeur blanche, dans l'articulation fémoro-tibiale gauche, un — mieux.

De sciatique, six,— mieux.

De paralysie du nerf radial, un — guéri.

Dhémiplégie consécutive à une hémorragie cérébrale, cinq—quatre, mieux, et un, dans le même état.

De paralysie générale, un,— dans le même état.

De paraplégie rhumatismale, quatre — mieux.

De paraplégie consécutive au mal de Pott, deux — mieux.

De paraplégie consécutive à une myélite, un — mieux.

De paraplégie consécutive à un ramollissement de l'épine dorsale, quatre — dans le même état.

De paraplégie consécutive à une fièvre typhoïde, un — mieux.

D'ataxie musculaire, un — dans le même état.

De chorée saltatoire, un — mieux.

De chorée rhumatismale, un — mieux.

De chlorose, un — mort à l'hôpital.

De manifestations secondaires des syphilis, un — dans le même état.

De lichen simple chronique, un — mieux.

De dartres, un — un peu mieux.

D'eczéma chronique, trois — deux, guéris, et un, un peu amélioré.

De psoriasis, un — guéri.

Rhumatisme. — Cette affection par sa mobilité et son irrésolution est sans doute une souffrance diathésique.

Par cette raison, le rhumatisme est, dans la pluralité des cas, une affection incurable, dont les manifestations locales s'atténuent dans leur intensité, s'abrégent dans leur durée, et sont domptées pour quelque temps, mais le malade qui a souffert une fois, une première attaque de rhumatisme, attend toujours des visites répétées de ce cruel ennemi. capricieux dans ses apparitions, et toujours disposé à s'établir dans l'organisme avec droit de domicile, dès sa première invasion.—Le rhumatisme, comme toutes les affections diathésiques, se manifeste sous diverses formes, et par celles-ci nous pourrons toujours apprécier dans beaucoup de cas la force et la profondeur des racines jetées dans l'intérieur de l'organisme.

Le rhumatisme franchement aigu, ne laissant pas de vestiges de son passage après la guérison de chacun de ses accès, est le plus benin et le moins invétéré.— Le rhumatisme chronique consécutif à l'aigu est plus grave que ce dernier, et moins grave que celui d'emblée, comme disent les Français, celui-ci moins que le noueux, et celui-ci encore moins que la goutte.— Ces conclusions, formulées par plusieurs praticiens, sont d'accord avec ce que j'ai observé à Furnas, et sont une vérité de première intuition.—Dans les simples accès de rhumatisme aigu, presque tonjours provoqués par une cause externe éventuelle, la diathèse n'est, pour ainsi dire, qu'une susceptibilité de l'organisme, peu spontanée dans ses manifestations, ayant besoin de son stimulus pour l'éveiller.— Son existence est véritablement virtuelle dans les périodes de repos, assez longues dans quelques occasions.— Dans le rhumatisme chronique consécutif au rhumatisme aigu, la diathèse vit plus longtemps *in actu*, son empire sur l'organisme est plus fort, plus spontané, et moins dépendant des causes externes.— Le rhumatisme chronique d'emblée est alors un état habituel de l'organisme, presque une nouvelle propriété des tissus fibroseroses, comme si son existence fût due à la formation d'un principe étrange de n'importe quelle nature, organique ou minéral.— Le siége principal et primitif de ce rhumatisme est dans les petites articulations de la main, et dans les muscles du bras et de l'épaule.

Le rhumatisme noueux, étant de nature chronique, produit des difformités remarquables dans la forme, ainsi que dans la direction des extrémités articulaires, et, pour cette cause, il est plus grave que les précédents.

La goutte est une affection spéciale, selon les uns, beaucoup plus grave que le rhumatisme ; selon les autres, c'est cette même affection, exaspérée par la coexistence d'une autre diathèse, comme la diathèse urique, ou par les mauvaises conditions de l'organisme, détérioré par des abus de n'importe quelle nature, tels que ceux, par exemple, des plaisirs excessifs de la table.—La goutte est si rare dans la classe pauvre, relativement au rhumatisme, que je n'ai pas encore eu l'occasion en d'observer un seul exemplaire à l'hôpital.

Pour démontrer l'importance pratique des distinctions établies plus haut, il suffit de jeter les yeux sur ma statistique, mais, la narration et la critique de quelques cas particuliers valent encore plus que le résultat brut d'une statistique générale.

Les 45 malades affectés de rhumatisme chronique consécutif au rhumatisme aigu, sont tous sortis améliorés, et plusieurs seraient classifiés de guéris, si ce n'était l'existence de quelques douleurs rares, qui ne disparaissent jamais, tandis que le malade fait usage des bains, et qui se dissipent généralement un mois ou deux, après leur suspension.—Dans cette espèce de rhumatisme on emploie avec grand avantage l'eau sulfureuse: toutefois, si elle est musculaire, on tire souvent plus de profit des *Quenturas*, comme le prouve un exemple référé dans la statistique de mon premier rapport, et quelques uns que j'ai observés cette année.

Si dans le rhumatisme chronique avec des accès

aigus intermittents, l'intervalle entre l'accès aigu et l'application des bains est très court, inférieur à un mois par exemple, on doit craindre la répétition des symptômes aigus ; si l'intervalle est plus grand, les résultats seront très divers et très favorables.— Les principales merveilles des eaux minérales de Furnas, dans le traitement du rhumatisme, se rapportent à des cas de cette nature.— Les exemples suivants en sont une preuve concluante : — Anne, âgée de 30 ans, de tempérament nerveux, d'une constitution faible, a joui d'une bonne santé jusqu'à 1868, époque à laquelle elle a souffert pour la première fois un accès de rhumatisme aigu, localisé avec plus d'intensité dans les membres inférieurs, et dans la région lombaire.— Les mouvements des quatre membres étaient impossibles : une autre personne lui donnait l'alimentation, et la changeait de décubitus.— Après les symptômes aigus suivit l'état chronique, et comme la malade se trouva incapable de tout service, en vertu de ses souffrances persistantes en dépit du plus énergique traitement, on eut recours aux bains sulfureux de Furnas, où elle obtint une guérison temporaire complète.— Deux ans après, elle eut un 2.ème accès aigu, et réincidence de l'état chronique, rebelle à plusieurs médicaments, et finalement fut guérie à Furnas.— A la fin de cet hiver, les mêmes faits se sont reproduits, et la malade pour la 3.ème fois cherche le bénéfice de ces eaux.

Résultat de l'observation.—Impossibilité absolue de mouvoir les membres inférieurs : les mouvements des supérieurs sont très limités, la malade ne change pas de décubitus sans l'aide d'une autre personne, et cette opération est difficultée par les grandes douleurs que la malade souffre avec la plus légère pression, exercée sur n'importe quelle partie du corps.

Il y a une notable hyperstésie de toute la superficie cutanée, principalement aux membres inférieurs, à proximité des articulations ; le simple contact des vêtements suffit pour exciter des douleurs atroces. Le passage du lit au filet dans lequel la malade est portée au bain, est un vrai martyre. Avec l'usage des bains sulfureux, tous ces symptômes allèrent décroissant progressivement, au point qu'après 26 bains la malade pouvait se lever du lit sans le secours d'une autre personne, et faire quelques pas dans l'infirmerie, en s'appuyant sur une béquille. A la fin de la saison, la malade avait pris 46 bains, et faisait déjà de courtes promenades.

Une sœur de cette malade se trouvait dans des circonstances identiques, et pour cela je n'écris pas son histoire dans son étendue. L'action des eaux à encore été notablement efficace sur cette malade.

Un autre malade fut affecté, il y a huit ans, d'un rhumatisme aigu, pour le traitement duquel il entra à l'hôpital de Ponta Delgada, où la maladie passa à l'état chronique également rebelle à tout traitement. Renvoyé à l'hôpital de Furnas, il a obtenu ici une guérison complète, et une immunité qui a duré 7 ans. Cet été, il s'est vu pour la seconde fois obligé à rechercher les bienfaits des bains sulfureux, et le résultat a répondu à sa foi dans ces eaux, puisque sentant des douleurs dans toutes les articulations, et ayant les mouvements très difficiles, quand il est entré à l'hôpital, il en est sorti complètement guéri.

Par rapport à la 3.ème forme, celle de rhumatisme chronique d'emblée, établie par moi, si ce n'était la crainte d'être trop long, j'en rapporterais également quelques cas, pour prouver que ce rhumatisme, en apparence bénin, dépourvu de tout appareil des symptômes graves et terribles, caractéristiques du rhumatisme aigu, est cependant beaucoup plus grave que ce dernier, parce qu'il est bien plus rebelle au traitement, et parce que, commençant généralement par les mains, et passant de là aux muscles du bras et de l'épaule, pour s'étendre plus tard aux membres inférieurs, il finit par empêcher tout mouvement à l'individu affecté, dans les cas les plus graves, et par empêcher tout travail un peu pénible, même dans les cas simples et bénins. J'ai vu dernièrement un malade qui a été cette année à l'hôpital de Furnas, affecté d'un rhumatisme de cette espèce, et aujourd'hui son état est beaucoup plus déplorable qu'il n'était avant son entrée à l'hôpital.

Les 4 exemples de rhumatisme noueux, mentionnés dans la statistique, malgré le mieux éprouvé, m'ont également démontré la gravité de cette espèce nosologique, parce que le mieux était peu notable, et j'ai observé qu'en général pendant la 1.ère année de bains, quoique prolongés pendant plus d'un mois, les déformations persistent, au moins pendant que le malade en fait usage. Je dois cependant mentionner un résultat remarquable obtenu sur un de ces individus. C'est une jeune fille, qui, l'année passée, fut observée par moi, et prit sons ma direction 30 bains sulfuriques. Les articulations des doigts de la main et les 2 genoux étaient complètement déformés, et ces déformations, caractéristiques du rhumatisme noueux, persistèrent inaltérables jusqu'au dernier bain. Mais, cette année, j'ai remarqué que, pendant l'hiver, elles avaient disparu presque complètement, ce que je n'ai pu m'empêcher d'attribuer à l'action des bains, dont les résultats se sont manifestés un mois ou deux après leur application, ce qui d'ailleurs est fréquent dans les autres affections curables par ces eaux. Ce qui incommodait le plus la malade dans ces derniers temps, c'était un état douloureux de tous les muscles, et une rétraction tonique de quelques uns d'eux, ce qui la mettait dans l'impossibilité de marcher, et l'obligeait à rester constamment au lit. Quand la malade sortit de l'hôpital, les douleurs avaient complètement cédé, la rétraction musculaire persistant encore; mais je crois que si elle avait pu prendre des bains pendant encore un mois, elle s'en serait allée chez elle en état de se lever et de faire quelque travail léger. Nous voyons donc un exemple de rhumatisme, seulement modifié par deux mois de bains, ce qui prouve en même temps la gravité de la maladie, et l'absurdité et l'inconvenance de la prescription traditionnelle de 21 bains pour tous les cas.

Dans la classe du rhumatisme doivent être comprises ces arthérites produites par l'action du froid, de nature véritablement rhumatismale, par tous leurs symptômes et par leur marche, différant à peine par leur caractère d'immobilité. J'ai recounu différentes fois la grande efficacité des eaux salines, et surtont des *Quenturas* dans cette affection, ayant obtenu cette année un résultat remarquable sur une malade dont je vais reproduire l'histoire.

En 1867, Brigitte Joachine fut attaquée d'un rhumatisme aigu très intense et s'étendant à presque toutes les articulations et à quelques régions musculaires. La malade se rétablit de cette 1.ère attaque au bout de 20 jours. et son état, quelques semaines après, était si favorable, que la malade se crut radicalement guérie; mais, en 1869, s'étant exposée à un courant d'air froid, elle eut une seconde attaque, qui les premiers jours affecta le même caractère de généralisation, et qui céda de la même manière dans toutes les articulations, excepté dans la fémorotibiale droite, où elle a persisté jusqu'aujourd'hui. Quant aux médicaments internes, les révulsifs, même les plus énergiques, n'ont produit aucun résultat.

Résultat de l'observation. Le membre inférieur droit reste dans une demi-flexion, avec rétraction des muscles flexeurs de la cuisse ; les mouvements de flexion complète ou d'extension sont complètement impossibles. Les douleurs dans l'articulation affectée sont tellement intenses que la malade ne tolère pas le plus léger contact au genou ni même le poids du linge.

L'articulation est un peu plus volumineuse que celle du côté gauche. L'état général de la malade est satisfaisant, son tempéramment est lymphatico-nerveux.

La malade va au bain dans un hamac en filet, parce qu'elle ne peut monter à cheval, dans l'impossibilité où elle est de fléchir la jambe droite ; elle ne se lève pas du lit, et là même ses mouvements sont très bornés.

Quand la malade est sortie de l'hôpital, elle se promenait déjà dans l'infirmerie, descendait et montait l'escalier du 1.er au 2.ème étage avec l'aide simple d'une béquille, et les douleurs avaient disparu. Ce résultat est un des plus remarquables que j'aie observé, et peut être considéré partout comme digne de mention.

Les résultats ont été aussi très favorables dans le traitement de ces états douloureux, consécutifs à d'antiques coxalgies et tumeurs blanches, aussi bien que dans les ankyloses incomplètes. Beaucoup de malades, dans l'impossibilité de faire usage de leurs membres inférieurs jusqu'à leur entrée dans l'hôpital, sont sortis faisant de longues promenades, se soutenant avec leurs béquilles, et généralement guéris des douleurs. La malade affectée d'ankylose, consécutive à une tumeur blanche, traitée à l'hôpital de Terceira et à celui de Ponta Delgada, par les révulsifs les plus énergiques, n'avait obtenu aucun résultat ; les douleurs étaient toujours intenses, et la mobilité de l'articulation presque annullée.

Par l'usage de 26 bains sulfuriques, ces douleurs avaient disparu, et elle exécutait quelques mouvements d'extension et de flexion avec le membre affecté.

Sciatiques.— Cette affection est difficilement curable par les eaux minérales de Furnas, comme j'ai déjà eu l'occasion de le dire dans mon premier rapport ; mais, cette année, les résultats ont été plus favorables, puisque les 5 malades traités sont tous sortis avec du mieux. On doit attribuer cette différence dans les résultats à la circonstance que quelques-uns de ces malades sont venus pour la seconde fois aux Furnas, ce qui est éminemment favorable, comme j'ai déjà eu occasion de l'observer souvent dans d'autres affections, et peut-être aussi au fait d'avoir prescrit cette année presque exclusivement les bains sulfuriques, tandis que l'année passée je prescrivais l'usage alternatif de ceux-ci et des *Quenturas.*

Paralysies.—-Tous les médecins connaissent l'énorme différence qu'on observe dans les résultats obtenus par l'emploi de certain traitement contre les paralysies, suivant la variété à laquelle elles appartiennent.

Dominé par cette idée, et, pour bien apprécier l'action des eaux minérales de Furnas sur chacune de ces variétés, j'ai employé toutes mes ressources pour classifier avec la plus grande rigueur les divers exemples de paralytiques traités à l'hôpital ; mais malheureusement je n'ai pas la conviction d'avoir évité l'erreur, non seulement parce que souvent je me suis vu embarassé pour former le diagnostic à cause de la confusion des malades dans l'exposition de l'histoire de leurs souffrances, mais aussi parce qu'en supposant une parfaite connaissance de la succession de tous les phénomènes, dans beaucoup d'exemples, l'autopsie seule aurait pu révéler la véritable nature de la paralysie en question.

En supposant donc quelques fautes inévitables dans ma classification, voilà les conclusions que je puis formuler, avec quelque probabilité de tomber juste, relativement à l'action de ces eaux sur les paralysies. Les hémiplégies se modifient favorablement par l'usage des eaux sulfuriques, mais jusqu'aujourd'hui, il ne m'a pas été possible d'observer une cure complète, quand l'hémorrhagie cérébrale est bien prouvée. Les *Quenturas* m'ont paru moins efficaces dans le traitement de cette affection, et cependant on lutte presque toujours avec les malades pour les obliger à fréquenter les bains sulfuriques, parce qu'ils sont dominés par le préjugé que les *Quenturas* seules sont avantageuses dans le traitement des paralysies.

Une malade affectée de paralysie du nerf radial à été complètement guérie après le 2.ème bain sulfurique. Les paralysies qui se sont montrées le plus rebelles ont été celles que j'ai classifiées consécutives au ramollissement épinal. Tous les autres ont éprouvé du mieux sensible, y compris le malade affecté de paraplégie consécutive d'une myélite.

Affections de la peau.—Dans cette classe nosologique, j'ai obtenu un résultat, qui, à mon avis, surpassé tous les autres. C'est la guérison complète d'un malade affecté de psoriasis, dont je vais écrire l'histoire.

Il y a douze ans, le malade Francisco do Couto remarqua, aux coudes, à la face externe de l'avant-bras et aux genoux quelques plaques rouges, sail-

lantes et irrégulières, couvertes d'écailles blanchâtres, susceptibles d'être arrachées, mais étant immédiatement remplacées par d'autres identiques. La
maladie fut, dès le principe, prurigineuse, symptôme
qui a persisté jusqu'à l'époque actuelle. Pendant
longtemps la maladie ne prit pas un grand développement, et le malade, pêcheur de son état, tra-
vailla toujours. Mais, il y a 4 ans, elle acquit une
énorme étendue, envahissant presque tout le corps,
les membres, tout le tronc, la face, et le cuir chevelu. Dans ces circonstances, le malade entra à l'hôpital de Ponta Delgada, où, en effet, au bout d'un
mois et demi, par l'usage de diverses pommades,
dont le malade ignore la composition, et de quelques médicaments internes, il obtint un mieux remarquable ; mais, quelque temps après la sortie de
l'hôpital, la maladie prit les mêmes proportions en
étendue et acquit une plus grande intensité. Il entra de nouveau à l'hôpital, et cette fois avec moins
de bonheur que la première, car l'affection ne céda
pas à la thérapeutique instituée par le médecin.
Après beaucoup d'hésitations, le malade recourut l'année passée aux bains de Furnas, sous la direction
de mon illustre collègue Mr. le Dr. Emmanuel Marie da Rosa, qui lui prescrivit les bains sulfuriques.
Un mois après, il fut observé par moi, et voici le résultat de mon observation : sur toute la superficie
cutanée, saillies papouleuses, étendues et irrégulières, couvertes d'écailles blanchâtres. Sur la face,
sur le dos et les membres, entre les grandes plaques, que je viens de décrire, on en voit d'autres
plus petites, couvertes d'écailles sèches et plus
blanches que les premières : l'enlèvement de ces
écailles laisse voir des papoules rouges et sèches,
ou saignantes, suivant la plus ou moins grande difficulté avec laquelle elles sont détachées. Le malade se plaint d'un grand prurit, et se gratte souvent

jusqu'au sang. Toutes les fonctions sont normales, excepté celles qui sont exécutées par la peau. Par l'usage de beaucoup de bains les écailles tombaient facilement, mais dessous apparaissaient toujours des plaques très rouges, qui se couvraient lentement de nouvelles écailles.

Je compris alors que les bains sulfureux, en dépit de leur efficacité contre cette maladie, donnaient peu de résultat dans ce cas particulier, et que peut-être le malade serait plus heureux en lui prescrivant les *Quenturas*.

Avec l'usage de cette nouvelle eau, je notai dès les premiers bains un phénomène remarquable. Les croûtes tombaient plus facilement et se reproduisaient avec une plus grande rapidité, mais les papoules allaient en même temps perdant de leur épaisseur jusqu'à se transformer en véritables taches, qui étaient alors le siége d'un écaillement vraiment furfuracé. Les petites plaques arrivèrent à disparaître en grande partie, mais les plus grandes persistaient toujours, quoique réduites à de petites taches rentrées sur elles-mêmes, lesquelles me faisaient toujours craindre une nouvelle recrudescence de la maladie. Le malade se trouvait dans ces circonstances à la fin de la saison, et alla se remettre à son occupation, me laissant persuadé que sa maladie s'aggraverait après la suspension des bains.

Résultat de l'observation en Juillet 1871. Contre mon attente, il n'est pas possible d'apercevoir les signes de la maladie sur le dos, sur la face antérieure des membres supérieurs, sur le cou et sur la poitrine. Sur la face externe et postérieure des membres supérieurs, sur le visage, sur le ventre et sur les membres inférieurs on voit encore des papoules couvertes d'écailles tenues et faciles à détacher. Je prescris de nouveau les *Quenturas* et par l'usage de ces bains les écailles diminuent et vont disparaissant peu à peu jusqu'à laisser à leur place quelques taches luisantes et décolorées. Ces taches disparurent également en grande partie, remarquant à la fin l'existence d'un petit nombre sur le ventre et les jambes.

Dans ces circonstances,. le malade me demanda sa sortie avec instance, et je la lui accordai, parce que je jugeai la guérison complète.

Un mois après, allant à Ponta Delgada, je rencontrai le malade, et je vis que les taches des jambes avaient diminué au point d'être presque imperceptibles, et quelques-unes avaient complètement disparu. Je fus bien convaincu que la guérison était radicale, et j'espère la confirmation de mon jugement à la prochaine saison, époque à laquelle le malade doit revenir ici.

Maintenant les médecins, qui liront l'histoire transcrite plus haut, reconnaîtront la portée d'un résultat si remarquable et si étrange. La psoriasis est une affection presque incurable; il y a des cas où la maladie, au bout de quelques mois ou d'un an, disparaît d'elle-même, ou cède à un traitement peu énergique; mais ce sont des cas de psoriasis bien limitées, surtout de forme gouttée, et non de psoriasis généralisées sur toute la superficie cutanée, comme celle que je viens de décrire, ayant 12 ans d'existence, ayant récidivé une fois après un mieux prononcé, et s'étant montrée une autre fois rebelle à tous les médicaments, et aux bains sulfureux si préconisés contre de telles maladies.

Je mentionne dans la statistique 3 cas d'eczéma, 2 guéris et un, ayant éprouvé peu de mieux; celui-ci probablement avait des complications siphilitiques et, pour cela, le résultat fut peu favorable.

Eu égard à l'exemple de lichen simple chronique, le malade sortit avec du mieux, mais ce résultat n'est ni extraordinaire, ni surprenant.

Le malade affecté de dartres obtint peu de mieux, et il me sembla que aussi bien les *Quenturas* que les bains sulfureux sont peu efficaces dans cette maladie ; avec l'usage des premiers bains la suppuration était toujours abondante et diminuait considérablement avec les seconds, mais les croûtes qui se formaient par dessus les vésicules ne disparurent jamais, et même sous l'action des eaux la maladie prit une plus grande extension. Naturellement, à la prochaine saison, j'aurai ce même malade à l'hôpital, et alors j'en parlerai plus longuement.

Je termine ici ce rapport, qui est déjà assez long, en priant qu'on m'excuse parce qu'il est défectueux, et qu'on m'accorde de la bienveillance pour toutes les fautes commises involontairement.

Vallée de Furnas, 21 Octobre 1871.

Philomeno da Camara Mello Cabral.

TROISIEME RAPPORT

Des observations faites sur les eaux minérales de Furnas

PAR LE

DIRECTEUR DE LA STATION MÉDICALE DE LA VALLÉE DE FURNAS

PHILOMENE DA CAMARA MELLO CABRAL

1872

Dans mon second rapport, j'ai parlé de l'urgence de faire dans le plus court délai possible l'analyse des eaux minérales de Furnas, puisque ce travail avait été annoncé, et était attendu avec impatience par tous les Michaelenses.—Cette année, avec grand plaisir, je puis en consigner dans ce rapport la vérification.— Mr. Fouqué, chimiste Français très habile, est venu finalement accomplir l'engagement que, depuis quatre ou cinq ans, il avait pris et ouvrir peut-être, pour la Vallée de Furnas, une nouvelle ère de prospérité, résultat nécessaire de la réputation, que par bonheur ces eaux peuvent acquérir, lorsqu'elles seront bien connues dans leur composition chimique, et dans leur action thérapeutique.—En vérité, il n'existe pas de moyen plus prompt et plus efficace de faire connaître des sources quelconques, que la publication de leur analyse, autorisée par la signature d'un nom respectable.— Ce travail, connu simplement d'abord de quelques spécialistes, sera plus tard cité dans les livres d'hydrologie et de matière médicale, et de ceux-ci il arrivera à la connaissance des médecins pratiques, qui indiquent à leurs malades les bains qu'ils trouvent meilleurs, selon la connaissance qu'ils en ont.— Tel est le résultat principal de l'analyse chimique, qui depuis tant d'années était si vivement desirée de tous les habitants de cette île.

Laissant pour le moment ce qui appartient à l'avenir, et prêtant une attention particulière à ce ce qui nous intéresse actuellement je dirai que le résultat d'une analyse d'eaux minérales ne consiste pas seulement à donner des indications sur leur action thérapeutique, par la connaissance de leur composition chimique, mais aussi, et surtout, à établir les conditions de canalisation, de refroidissement ou chauffage, et de distribution dans les baignoires.— Sous ce point de vue, le travail de Mr. Fouqué est venu rendre un grand service, qui est de confirmer et même amplifier les améliorations par moi indiquées, en leur donnant une plus grande importance par l'autorité de son nom, et par la valeur de ses connaissances.— Ces améliorations sont : 1.º— fermer hérmétiquement les réservoirs au moyen de voûtes ; — 2.º— aider le refroidissement de l'eau, retardé par cette amélioration-là, au moyen de serpentins plongés dans les réservoirs, dans lesquels cn fait passer un courant d'eau froide, ou d'air froid, poussé par des appareils aspirants, ou par des ventilateurs ; 3.º— substituer les robinets actuellement en service, par des ouvertures pratiquées au fond des baignoires, système beaucoup plus parfait pour introduire l'eau dans les bains, puisque ainsi on évite le contact avec l'air atmosphérique, qui cause de profondes altérations.

Finalement Mr. Fouqué a indiqué aussi l'utilité de faire couvrir de voûtes les sources, et de conduire l'eau de — Caldeira Grande — par une rigolle qui va aux bains de Mr. Antonio Botelho, où on remarque un développement naturel de bulles gazeuses, (acide sulphydrique et carbonique) en divers endroits de son trajet. — Cette même eau, après avoir parcouru ce petit espace, bien protégée contre l'action de l'air, est introduite dans le tuyau qui va aux réservoirs et aux baignoires. Cette raison indique le motif de mon instance pour qu'on profite de l'ancien réservoir de — Quenturas. — Là il existe en effet un développement remarquable d'acide carbonique, élément puissant dans la composition de n'importe quelle eau, non seulement parce que c'est un dissolutif de plusieurs sels, mais aussi parce que son action thérapeutique est importante.

On voit que les raisons théoriques et, les principes généraux, qui m'ont engagé à proposer toutes les améliorations indiquées plus haut, améliorations tendant toutes à empêcher la décomposition de l'eau, ont été confirmées à présent par l'expérience de Mr. Fouqué. — Le travail de cet illustre chimiste sera publié prochainement, et on y verra naturellement confirmé tout ce que j'avance ici. — Pour le moment, il me suffit de rapporter une de ses expériences, qui a le grand avantage de se trouver à la portée de tout le monde, et de prouver en général toutes mes assertions. — Mr. Fouqué analysant, par le procédé d'Alphonse Dupasquier les eaux sulfureuses à leurs sources, a reconnu qu'elles contiennent une quantité sensible de sulfure ; en analysant cependant la même eau dans les baignoires, il a vérifié qu'on n'y trouve plus la moindre partie de cette substance. — Le plus remarquable est que cette eau recueillie dans les rigolles, le plus près possible de la source, a perdu une grande partie de son principe sulfureux.— Quelle preuve plus évidente peut-on exiger de la facilité avec laquelle se décomposent les eaux minérales de la Vallée de Furnas, et du manque absolu de précautions dans la construction du nouvel établissement balnéo-thermal pour éviter leur décomposition ?

En peu de mots j'exposerai le procédé de Mr. Dupasquier, afin que les personnes qui liront ce rapport, puissent comprendre la valeur de l'expérience plus haut indiquée.

Les procédés généralement employés pour connaître la quantité de sulfures ou d'acide sulphydrique, contenus dans une certaine partie d'eau sulfureuse, consistaient, avant que ceux de Mr. Dupasquier fussent connus, à traiter ces eaux par l'acétate de plomb, le sulfure de cuivre, l'azotate ammoniacal d'argent, l'azotate d'argent, et finalement l'acide arsénieux, mis en dissolution avec de l'acide clorhydrique dans l'eau sulfureuse.— Tous ces procédés avaient de graves inconvénients qu'il serait très long d'énumérer.— L'acétate de plomb, par exemple, généralement employé, précipite non seulement le sulfure de plomb, mais encore les sulfates, carbonates, silicates, etc., etc.— L'azotate d'argent, le meilleur de tous ces réactifs, donne un précipité qui, traité par l'ammoniaque en excès, représenterait rigoureusement la quantité de sulfure ou d'acide sulphydrique existant dans l'eau à analyser, si dans presque toutes il n'existait pas de matière organique, qui forme un composé avec l'oxide d'argent, dont le poids va augmenter celui du sulfure.— Convaincu de tous ces graves inconvénients, Dupasquier a imaginé un nouveau procédé, réellement supérieur à tous les autres, et approuvé avec éloge par MMrs. Dumas et Pelouse, dans un

rapport présenté à l'académie des sciences en 1841. [1]
— Son principe fondamental est aussi rigoureux et aussi évident que le procédé analytique est facile. Le voilà : l'iode mis en contact avec les sulfures et l'acide sulphydrique s'empare de l'hydrogène pour former l'acide iodhydrique et des métaux pour former des iodures en précipitant le souffre. — On exécute le procédé avec une teinture d'iode, 2 grammes d'iode très pur et sain, et 1 décilitre d'alcool rectifié, mesuré à 14 degrés centigrades. — Çette teinture est versée dans l'eau qu'on veut analyser au moyen d'un compte-gouttes appelé par son auteur sulphydromètre. D'abord on aura additionné à la même eau, à la doze de 1 litre ou d'un quart de litre, selon sa plus ou moins grande richesse supposée en principes sulfureux, une demi-cuillère d'une dissolution d'amidon, récemment préparée.

Dans ces circonstances, la coloration bleue caractéristique de la réaction de l'iode sur l'amidon ne paraît que, quand tous les sulfures et l'acide sulphydrique ont été décomposés. — On examinera alors quelle portion de teinture a été employée, ce qui donnera la quantité d'iode, et secondement, par calcul, celle du souffre, qui était combiné a l'état de sulfure ou d'acide sulfhydrique.

Si j'ai exposé dans ce rapport la sulfhydrométrie, c'est, comme je l'ai déjà dit, pour éclairer le lecteur sur l'expérience de Mr. Fouqué. Mais j'ai eu aussi en vue un autre but plus utile, celui de consigner ici un procédé analytique extrêmement facile à pratiquer, et par cette raison le plus propre à être mis en pratique tous les ans par le directeur de la station, dans le but de vérifier les

[1] Alphonse Dupasquier. Mémoire sur la construction et l'emploi du sulphydromètre, précédé d'un rapport fait à l'institut par MMrs. Dumas et Pelouse, rapporteur. Paris — Londres 1841, broch : in — 8.

modifications qne les eaux peuvent présenter dans les diverses années.— Dans ce but, il est nécessaire que la Junte achette une petite caisse de réactifs et d'instruments nécessaires pour cette analyse, ce qui certainement ne peut coûter très cher.

Je vais terminer la partie préliminaire de ce rapport en indiquant une nouvelle application que peut suggérer l'analyse de Mr. Fouqué.

Ce sont les bains de gaz acide carbonique, ou de celui-ci et d'acide sulfhydrique, qui se dégagent sur divers points, près des sources minérales, comme nous l'avons dit plus haut.— Le premier s'évapore en globules très abondants du vieux réservoir de — *Quenturas* — et du terrain inférieur; les deux derniers sur tout l'espace renfermé entre les diverses sources d'eau sulfureuse.

Pour qu'on voie plus clairement le moyen pratique de réaliser ces diverses applications, ainsi que les douches d'eaux minérales, on doit consulter l'ouvrage de Durand Fardel.[1] L'année dernière j'ai proposé dans mon rapport l'installation de douches d'eau potable dans le nouvel établissement, pour les personnes qui n'ont pas besoin de l'application des eaux minérales, principalement dans nos eaux sulfureuses qui sont toutes d'une température élevée, et à cause de cela ne peuvent baisser au-dessous de la température atmosphérique que par des moyens artificiels.

Pensant plus mûrement sur ce sujet, je préfèrerais aujourd'hui pour les douches d'eau froide l'eau acide, dont la température est de 16 degrés centigrades [2], inférieure peut-être à celle de toutes

---

[1] Durand Fardal. Traité thérapeutique des eaux minérales de France et de l'étranger, et de leur emploi dans les maladies chroniques.

[2] Température constante en toutes les observations de Mr. Fouqué, faites en diverses occasions, et étant variable la température de l'air atmosphérique.

les eaux potables de cette vallée, étant en outre éminemment gazeuse (acide carbonique) et tonique.

Mouvement clinique de l'hôpital dans les mois de Juin et Juillet

Le nombre total a été de 83 malades, savoir :

De rhumatisme chronique consécutif au rhumatisme aigu 36, tous améliorés.

De rhumatisme chronique d'emblée, 4 améliorés, et 2 dans le même état.

De rhumatisme chronique, avec des accès aigus intermittents, 2 améliorés.

De rhumatisme noueux 2, peu améliorés.

Douleurs rhumatoïdes de nature siphilitique, 2 améliorés.

De luxation supérieure du fémur, et douleurs consécutives à d'anciennes coxalgies, 2 améliorés des douleurs, 1 dans le même état.

D'ankilose et rétractions musculaires consécutives à des ostéites suppurantes, et tumeur blanche, 2 améliorés des douleurs, 1 dans le même état (ce dernier avait encore une gibbosité consécutive à de la carie vertébrale) (mal de Pott).

De mal de Pott 1, dans le même état.

De sciatique, 3 améliorés, 1 dans le même état.

De névralgies histériques, 1 amélioré.

De paraplégie rhumatismale, 3 améliorés.

De paralysie rhumatismale de sensibilité, 3 améliorés.

D'hémiplégie consécutive à l'hémorrhagie cérébrale, 4 améliorés.

De paraplégie consécutive à une myélite chronique, 2 améliorés, 1 dans le même état.

De paralysie générale progressive ou péri-encéphalite diffuse... 1 dans le même état.

De paralysie avec atrophie des extenseurs des doigts de la main gauche, et des fléchisseurs de la jambe, 1 dans le même état.

D'ataxie locomotrice progressive, 1 dans le même état.

De psoriasis, 1 guéri, 1 amélioré.

De herpes psoriasiforme, 1 amélioré.

De pytiriásis, 1 guéri.

D'eczéma, 1 guéri, 2 améliorés.

De diabètes, 1 dans le même état.

Rhumatisme. — Je ne puis rien dire de plus que ce que j'ai dit l'année passée à propos de cette affection. Les exemplaires que j'ai observés cette année étaient pour la plupart des malades qui avaient été ici l'avant dernière saison. — Chez ceux restés en petit nombre, qui étaient pour moi inconnus, je n'ai rien trouvé digne d'être mentionné, puisque l'efficacité des eaux minérales de Furnas contre le rhumatisme est tellement connue, qu'il est complètement inutile de décrire les cas vulgaires. — Je dois seulement faire l'observation suivante : rarement un rhumatique, affecté gravement, comme sont tous ceux qui dans les hôpitaux sont classés comme incurables, et, pour cela, on les envoie ici, reste sans une douleur quelconque. — En pareilles circonstances, je dis toujours que ce malade se trouve à peine amélioré. — Dans les cas exceptionnels, dans lesquels aucune douleur n'existe, je consigne dans la statistique un cas de cure ; mais pour moi cette cure est transitoire, puisque le rhumatisme est une maladie incurable. — On voit bien alors que, de l'amélioré au guéri il y a une petite distance : cet intervalle est à peine marqué par une circonstance de peu d'importance, l'existence ou la non existence d'une douleur, souvent insignifiante. — Ce que je puis affirmer, c'est que parmi les malades améliorés, quelques-uns se croient parfaitement guéris. — Par exemple, un malade qui ne pouvait pas marcher, et qui se retire capable de travailler, en dépit de quelques douleurs dans les muscles ou dans les articulations, pourrait bien se dire guéri : toutefois il est classé dans les améliorés. — A côté de ces bons résultats, on rencontre aussi un rhumatisme, en apparence bénin, rebelle à toutes les eaux, et à la plupart des bains qu'on peut appliquer à un malade pendant toute une saison.

Difformités. — Sous cette épigraphe, je renferme non seulement les luxations, mais encore les ankiloses, les rétractions musculaires, gibbosités, et déviations dans la continuité des os les plus longs. — Ces lésions sont généralement consécutives à d'anciennes souffrances, telles que coxalgies, tumeurs blanches, ostéites et caries, et le mal de Pott, souffrances qui, ayant disparu, ont laissé tontefois des vices permanents. — Dans la plupart des cas elles se modifient seulement sons l'action des eaux : les douleurs, comme les difformités, avec leur cortège de symptômes restent, et les malades se croient à la sortie de l'hôpital dans le même état dans lequel ils se trouvaient à leur entrée. Et, en réalité, sans parler d'un léger soulagement des douleurs, ils sortent comme ils sont entrés. — Il est donc inutile que de tels infirmes occupent un lit. — Et je me croirai très heureux si cette opinion que je manifeste est accueillie par mes illustres collègues qui, dans les hôpitaux de Villa Franca et de Ponta Delgada, sont chargés de faire la classification des malades, qui doivent venir prendre les bains de Furnas.

Paralysies. — Dans les précédents rapports, j'ai toujours avoué la difficulté que je rencontre souvent pour la détermination de la nature de certaines paralysies, surtout de celles du groupe des paraplégies.— Et la difficulté est encore plus grande à cause du manque, dans cet hôpital, d'un appareil électrique, que plus d'une fois j'ai demandé ; cependant, si les erreurs de diagnostique ne sont pas nombreuses, je puis affirmer que les eaux minérales de Furnas sont remarquablement efficaces contre les paralysies rhumatismales, excepté contre celles qui sont consécutives d'une myélite et d'une hémorrhagie cérébrale, et leur action est presque insensible contre ces paralysies générales symptomatiques de sclérose diffuse de la moelle, périencéphalite chronique, ou d'autres lésions plus graves des centres nerveux, tels que les ramollissements.

J'ai déjà donné la raison de la supériorité de ces eaux dans le traitement des paralysies rhumatiques, sur la plupart des autres qui existent en Europe.— Les résultats sont incontestables ; mais il suffit pour les expliquer que nous donnions un peu d'attention à la richesse minérale de nos eaux, à leur température élevée, à leur abondance et à leurs nombreuses variétés, pouvant se réduire à deux classes, mais contenant chacune d'elles des types divers, et finalement à la grande quantité de gaz (acide carbonique et sulphydrique) qui s'y dissolvent, soit dans les réservoirs, soit dans le parcours qu'elles traversent jusqu'à leur arrivée dans les baignoires.

Quant aux hémiplégies consécutives d'un écoulement cérébral, j'ai observé plusieurs cas dans lesquels l'effet de l'action des bains se manifestait par la réapparition de la sensibilité et du mouvement.

Je n'ai pas encore observé beaucoup de cas de paraplégie consécutive de la myélite, cet état de la moelle étant bien évident, mais dans ce petit nombre, quelques soulagements avaient lieu sous

l'action des eaux.— Des malades absolument pri-
vés de mouvement dans les membres inférieurs
même étant au lit, après un certain nombre de
bains, pouvaient les mouvoir couchés, ou même
marchaient en se soutenant sur deux béquilles.—
Je dois ici rappeler le cas d'un paraplégique, qui
ayant pris 30 bains, en apparence avec peu de
résultat, lui étant impossible de se lever du lit,
a commencé à marcher un mois après avoir cessé
les bains, sans que pour cela il prît des médicaments.— Je crois que la cause de sa paraplégie
était une myélite chronique.— Ce malade a été à
l'hôpital l'année dernière, époque à laquelle est arrivé ce que je viens de raconter, et cette année
il est reparti, marchant sans aucun appui.— Il
est vulgaire d'entendre dire à un rhumatique
que ses douleurs ont disparu tout-à-fait seulement
après avoir cessé les bains ; pourquoi n'admett rions
nous pas un phénomène analogue au cas que nous
venons de citer ?— Chacun pensera ce qu'il vou-
dra ; moi je pense que les soulagements ont été
le résultat des bains.

J'ai à peine observé un malade affecté de sclérose diffuse de la moelle, c'est Emmanuel Thomaz,
de l'île de St. George, dont j'ai diagnostiqué la
souffrance de paralysie générale, sans autre dési-
gnation, parce que alors j'avais peu lu sur la
sclérose de la moelle.— Ce malade est venu deux
ans à Furnas : chaque année il a pris 60 bains, et
le résultat a été nul.— Vu ce résultat singulier,
mais décisif, et par l'incurabilité de la maladie,
qui a été traitée par tous les médicaments phar-
macologiques connus, je certifie aussi l'impuissan-
ce des eaux thermales de Furnas pour la combattre.

L'autre cas de paralysie générale progressive,
a été observé cette année, et dans ce cas encore

le malade est retourné chez lui dans le même état dans lequel il était entré à l'hôpital.

Il est tout-à-fait impossible de décrire en détail tous ces cas, puisque ce développement produirait un gros volume de plusieurs centaines de pages, et pour cela mes lecteurs doivent croire de bonne foi mon diagnostic.

Ataxie locomotrice progressive. — J'ai observé un seul malade affecté de cette maladie : il est venu ces deux dernières années à Furnas, sans obtenir aucun résultat. — J'ai employé alternativement des bains sulfureux et de *Quenturas*, toujours sans succès. — L'ataxie est une maladie, que l'on confond encore aujourd'hui souvent avec la paraplégie, mais toutes les expériences que j'ai faites sur le malade dont je parle, m'ont prouvé que la force musculaire était normale. — De plus, la précipitation avec laquelle les pieds étaient mus, et surtout l'impossibilité où était le malade de marcher quand il ne regardait pas le chemin qu'il suivait, ont mieux confirmé mon diagnostic.

L'ataxie est aussi une des maladies que la médecine croit inguérissables, et pour cela il n'est pas étonnant que ces eaux soient impuissantes dans de telles maladies.

Affections de la peau. — Deux cas de psoriasis ; un guéri, et l'autre amélioré. — Le 1.ᵉʳ est celui du pêcheur dont j'ai parlé longuement dans les deux précédents rapports. — La cure s'est confirmée. — Le 2.ᵉᵐᵉ est celui d'un garçon de vingt et quelques années, dont la souffrance se trouve localisée dans les coudes, genoux et jambes. Plus de quarante bains de *Quenturas* ont modifié bien peu sensiblement la souffrance. — J'ai changé alors le malade pour les bains sulfureux dont il a pris à peine 12. — La maladie dans ce court espace de temps a décliné sensiblement. — Mes lec-

10

teurs doivent être certains que le premier malade traité inutilement par les eaux sulfureuses, ne s'est amélioré que quand il a été changé pour les *Quenturas*. — Ne serait-ce ce pas une indication ou une preuve que seulement l'action combinée de ces deux eaux peut être efficace pour certaines souffrances? — Je le crois et j'ai l'intention d'illucider ces faits par la pratique.

Dans l'eczéma les bains sulfureux m'ont paru plus efficaces que les *Quenturas*, surtont si l'eczéma est humide. — Leur action est remarquable, puisque de 3 malades, 1 est sorti guéri, et 2 très améliorés. — Un des malades paraissait encore avoir une complication siphilitique. — Le cas de herpes psoriasiforme s'est montré assez rebelle : cependant il s'est modifié un peu après 120 bains pris durant deux années consécutives, et de temps en temps, il paraissait vouloir se reproduire.

La pityriasis est une maladie qui cède facilement aux eaux sulfureuses. — Cette action est bien connue de toutes les personnes qui souffrent de la pityriasis capitis.

Vallée de Furnas le 30 Octobre 1872.

Philomeno da Camara Mello Cabral.